對抗肥肉、
疾病、老化的
救命營養新知

Der
Ernährungskompass

Das Fazit aller wissenschaftlichen
Studien zum Thema Ernährung

吃的科學

BAS KAST
巴斯・卡斯特——著

彭意梅——譯

推薦序

資訊洪水中的飲食方針

劉沁瑜

　　身為營養學者在大學教書，我在醫學中心執行過多年的臨床營養工作，也在社區和企業演講，近年來時代的變化對人們飲食習慣的改變，尤其資訊的發達帶給人們更多的知識，大家對於健康的議題都能夠侃侃而談、舉出最近的相關報導，或是分享自己目前在執行的飲食計畫，這些現象都顯示出人們對健康議題的重視，但也衍生出另一個嚴重的問題：困惑與迷失。

閱讀了大量知識後為什麼反而更困惑迷失了呢？

　　理論上大家都「自學」了很多醫藥營養的知識，因此在諮詢過程中，應該可以減少時間介紹一些基本的飲食先備知識，快速切入主題來解決個人化的飲食問題，但實際上並非如此。在資訊的洪水中帶來大量的訊息，也同時讓大家更加困惑了，這些訊息的流竄、媒體（電視、廣播）或自媒體（網路上的社群、影片頻道、手機的通訊軟體、部落客直播等），多到看不完，大家就隨機的挑選或是

選人氣最高、按讚數最多的來看，或是經由朋友的推薦，加入某些部落客、網路名人、暢銷書作家的私人社團等，這些充斥著個人的飲食主義、國外某醫師的個人見解、某位減肥成功者的經驗複製、某位母親的自製副食品配方指導等。

民眾接收大量資訊並以身試法地執行這些飲食方法後，衍生出來的問題是：「為什麼我吃了低碳飲食之後沒有變瘦？」「我吃了某暢銷書上的飲食配方後一直長痘痘、掉頭髮、體重還增加？」「為什麼我吃了乳清蛋白卻沒有增加肌肉？」「為什麼我吃了戒糖飲食之後痛風發作了？」

因為行銷手法和廣告投放影響了流量、點閱率、人氣和按讚數，但這些數字與知識的正確性並不相關；或許某些知識是正確的，但自己可能解讀錯誤或是社群內討論的解釋錯誤，或是某些飲食型態與自己的體質（基因型態）並不相符。由於這當中太多錯綜複雜的因素交雜在其中，因此導致結果不如預期。

飲食是每個人賴以為生的日常，看似簡單但卻也讓大家忽略這是一門醫學專業知識，就好比家庭廚房可以製備一家人少量的餐飲，但大規模的員工餐廳或學校午餐廚房就必須要有合規的設計、嚴格的衛生管控和縝密的飲食設計與營養分析，「家庭式」經營與「團膳式」的操作步驟與規格是大相逕庭，可以在家煮飯做便當，不代表可以經營一家便當店甚至供應上千人的團體午餐。同樣的道理，很多醫學的論證、營養的學說、當今在醫院正在執行的臨床治療，都不是因為「一個人或少數人有效」，就可以推己及人地應用在大多數人身上。我們需要個人化的醫療或飲食設計，都需要嚴謹的科學研究為基礎。科學是驗證的過程，依照實驗的目的不同來設計實驗流程，以釐清是因果關係？還是只是相關性？例如研究 A

說：「飲食中攝取富含維生素 C 食物可降低大腸癌發生率。」和研究 B 說：「補充維生素 C 與大腸癌發生率有關。」這兩個研究設計並不相同，研究者給予的建議也不一樣，但對於一般民眾來說，可能最後的行為就是「買維生素 C 藥丸補充」就對了，斷章取義的解讀最後可能導致高劑量的維生素 C 攝取而帶來未知的隱形傷害。

　　身為現代人，需要具備分辨真偽的能力，才能協助我們處理這些資訊，剔除錯誤的，留下正確的、適合自己的，更避免眾說紛紜飲食學說的專斷絕對與危言聳聽。

怎樣的科學證據才值得信賴？

　　在這本書裡，作者協助讀者篩選出可信賴的飲食資料來源，引用並閱讀了全球大量的科學文獻，這些文獻有嚴謹的實驗設計，並來自有審查制度的資料庫，尤其實證醫學中採用的較高證據等級：後設分析或稱為統合分析（meta-analysis），並剔除可能是業者贊助的科研資料，以避免結果的偏差以確保證據的客觀性。

　　假資訊萬世永存，但這本書與網路資訊和坊間飲食書籍最大不同的是，這是一本以專業論文的「文獻回顧」方式撰寫的科普書籍，每個立論都加註了引用的文獻來源和出處，一般讀者可以直接就書籍本身閱讀飲食相關的研究結果；會德文的讀者當然更推薦直接閱讀原文；而具備醫藥專業的讀者更可以從醫學資料庫（PubMed）中找出原始研究文獻閱讀比對。我相信有清晰的見解才能促進飲食科學的進步，進而避免因為從眾行為而誤用不適合自己的錯誤資訊，進而傷害了自身和家人的健康。

　　　　　　　　　　　　　　　本文作者為輔仁大學營養科學系副教授

推薦序

吃的科學原則和指南

黃貞祥

　　犯罪小說《龍紋身的女孩》（*The Girl with the Dragon Tattoo*）作者史迪格・拉森（Stieg Larsson）於 2004 年剛完成「千禧年三部曲」，在瑞典斯德哥爾摩前往經營的雜誌社途中，大樓電梯停止服務，他只好走樓梯上樓，沒想到在途中心臟病發作，送醫不治身亡。他才 50 歲就不幸沒能活著看到自己的作品出版，然後很快在好幾十個國家成為超級暢銷書，還留下超灑狗血的版權所有爭議。

　　拉森經營的雜誌社，長期揭露瑞典極右派的惡行，有人懷疑他來不及發不自殺宣言就被暗算了。不過其實不需要陰謀論出場，他的死可能並非意外，因為他長期都忙於工作和寫作，幾乎只吃超市和超商的加工食品，尤其是微波垃圾食品，還把咖啡當白開水喝。

　　拉森的死法，其實並不罕見。這本《吃的科學──對抗肥肉、疾病、老化的救命營養新知》的德國作者巴斯・卡斯特（Bas Kast）在慢跑時也經歷了心臟罷工，還好有驚無險地逃過了一劫。他回想自己的飲食習慣，也是充斥各種垃圾食物。

　　到了一定的年紀，這些九死一生的驚險就不難聽說，畢竟周

遭的一些親朋戚友，輕則發福、脂肪肝、痛風、高血壓、糖尿病等等，重則罹癌、中風、心臟病發作、早期失智等等，生離死別彷彿家常便飯。忙忙碌碌了大半輩子，最後賺來的錢全都用來醫治疾病，甚至連倒貼都不夠，才來感慨萬千，悔不當初。

「病從口入」不再只是成語。現代化社會的生活節奏快，很多時候吃飯不僅不是享受，還可能被認作是折磨。我常聽到忙得喘不過氣的親友在吃飯時間憤怒地問說，為什麼科學家不發明一種涵蓋所有營養成分的藥丸。我過去也不時有這種想法，天真地希望打一針就能不必吃飯了。

因為沒有這種藥丸和針劑，所以很多人就匆匆用微波食品或冷凍食品來解決三餐。在歐美超市，很多大分量的微波食品很離譜地比一顆花椰菜還便宜，很難不叫窮學生心動。即使自認顧及健康（或形象），拒吃微波食品或垃圾食物，可是長期的外食，餐餐高鹽多油，加上含糖手搖飲料滿大街皆是，就吃得比較健康了嗎？究竟吃得健康有多難呢？

很注重養生的朋友也常常被媒體報導搞得七葷八素，因為新聞一下說某食物能有病治病、無病強身，過沒多久同一家媒體卻又說新研究要改寫教科書了，吃那種食物會夭壽、罹癌等等，令人完全無所適從；另外，不少營養學研究或書籍很難稱得上是客觀，因為涉及了龐大的利益糾葛。如果某研究是由某些企業支持贊助的，即使資料沒被變造，也很難令人信服，更甭提不少作家和網紅出書、開直播推銷某些健康食品，不外乎是為了商業利益。在這麼混亂無常的世道中，我們就無法逼近真相了嗎？

還好，還是有人因為切身之痛，立志為大家撥雲見日。德國科學記者、科普作家卡斯特在鬼門關前走過一回後，痛定思痛下耙

梳大量科學研究，秉著獨立思考的批判精神，為大家探究食物如何影響我們的身心，我們該如何選擇讓人健康的食物來減重和延緩老化，並且預防各種文明病和恢復活力。

可喜可賀的，做了大量功課後，他發現健康的飲食能讓我們與文明病的距離越來越遠，即使罹患了心血管疾病、糖尿病、癌症等等，也能不惡化甚至康復。另外，身材好壞也影響了我們的自信和自尊，哪些飲食習慣會讓人容易發福，哪些又好吃又健康，這是千金難買的知識。

卡斯特探討了我們熟悉的蛋白質、碳水化合物和脂肪對身體健康的作用，很清晰地交代了學理上的脈絡。他用生動的文筆來鋪哏，讀起來很有樂趣，除了很會說故事，他也為讀者整理了清楚可輕鬆操作的原則指南，我一讀完就在生活飲食中做了些調整，期望能逐漸改善健康。

他在書中說明了為何我們常常吃下大分量的高熱量食物，卻仍然很快地感到饑腸轆轆？原來是因為身體對高品質蛋白質的渴求。然而，很多標榜高蛋白質的飲食縱使能夠快速減重，卻也會對身體健康造成負面影響，那究竟是要怎麼辦呢？卡斯特指出植物蛋白質相較於動物蛋白質更適合我們。如果不想吃素，魚肉顯然比紅肉有益。

卡斯特也從人類演化的觀點來探討為何有些食物會讓人喝水也會胖，例如含糖飲料或加工食品中的精糖或高果糖玉米糖漿，其中飽含的果糖會被肝臟攔劫，然後就地轉成脂肪堆積儲存，因為過去幾百萬年來，人類祖先能吃到大量富含果糖的果子時，就是大豐收末期了，儲藏的脂肪是要度小月用的。然而，當我們一再把大量果糖快速灌入體內，就會讓身體無時無刻都以為要儲存脂肪來應付不

存在的饑餓。

　　富含碳水化合物的，並不只有含糖飲料或加工食品而已，我們天天吃的主食和蔬果也都有，那麼我們也都該避之唯恐不及嗎？其實有沒有富含纖維素也是重要考量。卡斯特並沒有放棄解說複雜的問題，他不像其他飲食教主那樣只會把問題簡化，然後要大家像宗教般信奉教條，而是讓我們辨識出健康的碳水化合物，在避開不良食物的同時，也能夠有正常的社交生活，不需要在聚餐時掃興。

　　很多嘗試減重的朋友，也視脂肪為洪水猛獸，生怕吃下去的脂肪立馬成為腰圍上的肥肉。《吃的科學》也帶我們探索了脂肪的世界，讓我們認識到對健康極為有益的脂肪，例如魚油和橄欖油，是以什麼樣的生化機制促進我們的健康，而我們又該努力避開讓心血管堵塞的反式脂肪等等。有些食物如高脂的堅果，熱量頗高，卻不容易讓人發福。讀了本書，我也立馬去超市買了幾大瓶有機冷壓初榨橄欖油。

　　針對一些爭議性不小的飲料，如牛奶、咖啡、茶和酒，他也找出科學證據來給我們指引。有些食物本身有沒有經過發酵，對健康的影響也差別甚大，像是牛奶一般上建議不要喝太多，可是發酵後的乳酪，對健康就較沒負面影響，而優格更是能延年益壽。腸道中的益生菌能夠對我們的身體健康造成重大影響，優格富含對人類有益的益生菌，而蔬果能夠提供大量纖維素在腸道中培養益生菌。隔夜飯、香蕉、地瓜、豆類的抗性澱粉，除了熱量低也能餵養益生菌。

　　食物對身體健康的作用，也存在頗大的個體差異。我們對咖啡的代謝速率，帶有不同基因型的個體就會差了好幾倍，對咖啡代謝速率快的人，晚上喝咖啡都能一夜安眠，咖啡對他們來說就頗有

益，但是對代謝速率低的人來說，可能就要有所節制；是否選擇某種飲食法，例如低碳飲食或低脂飲食，也是要自己親自嘗試後才知道效果如何，千萬別一味迷信教條。

《吃的科學》也呼應美國飲食作家麥可・波倫（Michael Pollan）《食物無罪：揭穿營養學神話，找回吃的樂趣！》（*In Defense of Food: An Eater's Manifesto*）中主張的「吃食物，別吃太多，蔬食為主」。其中的「食物」指的是真正的食物，而非加工食品，辨認方式是我們的祖父母有沒有吃過，儘量別吃他們沒吃過的。

除了食物本身，《吃的科學》也讓我們知道，進食的時間也很重要。我過去天天沒吃宵夜就睡不著，可是大概在一年多前完全戒掉了吃宵夜的習慣，不但長期擾人的胃炎改善了很多，最近不少朋友都說我變瘦了。動物實驗顯示，即使提供的熱量差不多，進食的時間縮短就會影響體重。卡斯特建議我們遵守「八八原則」，只在早上八點至晚上八點之間進食。

對講究美食的台灣人來說，我們比老美和老德更能體會美食的樂趣，不偏食就對健康有益。另外，一起吃飯，無論是和情人、家人還是朋友，都有重要的社交功能，也有不少研究顯示，一同聚餐的愉悅常常也對身心健康很有助益，我們也不該忽視這個重要的生活環節。

《吃的科學》的〈後記〉中，卡斯特整理了 12 個最重要的飲食建議。或許有朋友可能會以為，直接去看那 12 個建議，是不是就不必從頭到尾讀完本書了？其實，大道理到處都找得到，我們天天聽過的大道理多如牛毛，但是有誰就因此過好這一生了？只有打從心底被說服和打動，才會如實反映在生活習慣中。這本論據論證清

楚易讀的好書，能讓人真心希望採取健康的飲食方式，是低風險、
高回報的好投資！

本文作者為清華大學生命科學系助理教授

推薦序

我們的營養來源

洪惠風

　　我們的營養來源，不是蛋白質，就是脂肪或是碳水化合物，當一個少了，其他就多了，一個多了，其他就少了，好像很簡單，只是個比例問題，但卻成了人們經常爭論不休的議題。當有研究告訴我們，能減肥降三高減用藥的飲食生活習慣，卻未能減少疾病的發生時，這個問題就更形複雜。

　　低脂？高脂？低碳？高碳？紅肉？白肉？全素？魚素？蛋奶素？均衡飲食？高纖飲食？非垃圾飲食？得舒飲食？地中海飲食？生酮飲食？阿特金斯飲食？哪一種最好？還是分類太簡單？應該要高蛋白加魚素？低碳加高纖？光想就讓人頭昏，但本書作者抽絲剝繭，讓複雜的議題變得非常容易理解，讀完讓人收穫良多。

本文作者為新光醫院教學研究部副主任兼心臟內科主治醫師

感謝艾倫給我的靈感！

目錄

序

我徹底改變了飲食習慣

心臟罷工的那一天

　　幾年前一個春天的晚上，空氣非常清新，我跟平常一樣去慢跑，直到覺得身體有些不對勁。在事情發生之前，幾星期以來我感受到一種微疼，以前從來沒有過，現在只要去慢跑，才剛邁出幾步就會感覺到莫名的心臟搏動。

　　不是很嚴重，就好像心臟在打嗝，而且馬上就消失了。

　　那天我繼續跑，還沒跑一公里，突然間我被狠狠地擋住，好像全速撞上一道隱形的牆，很突然且很粗暴地讓我停下來。我不知道該怎麼確切形容這個感覺。好像一隻鋼製的手緊緊抓住我的心臟，冷不防地壓了它一下。我痛入心扉，但這還不是最糟的。最糟且最可怕的是「它」用強制的力量把我壓倒，讓我屈服。我馬上停下來，不是因為我覺得現在可以休息喘口氣，不是，我是被迫的。我站在那裡，抓住胸部大口喘氣，希望它會過去，希望能再次安然過關，逃過一劫。

我不知道用這個樣子站了多久：微彎著腰，雙手撐在大腿上咳嗽、呼吸。不知道什麼時候我開始小心翼翼地往前走，不時膽怯地試著用疾步走，然後再休息。

我不敢慢跑了。

＊

我一生都愛慢跑。從來不是為了健康的緣故，至少從前不是，而且原因正好相反。情形有點像酗酒的人，只不過我沉溺的是公里數。健康是我從來不需要去擔憂的事情。

我也從不注意自己吃什麼。身為柏林《明鏡日報》（Tagesspiegel）的科學編輯，我可以連續好幾天都用咖啡和洋芋片維持身體運作。我可以吃巧克力當早餐，然後用一包辣味洋芋片搭配啤酒來結束一天。今天我感到很尷尬，但是姪女們曾經很羨慕我這個叔叔。她們來找我的時候，常常不可置信地問：「你**真的**吃洋芋片當晚餐嗎？」我回答：「有時候啦！」為什麼不行？我可以吃我想吃的東西。很奇怪，我就是吃不胖。

然而從 35 歲開始，我輕而易舉保持苗條的優勢不見了。不知怎麼地，身體再也無法不露痕跡地掩藏所有垃圾食物。雖然我一樣幾乎每天去慢跑，小肚腩卻日漸壯大，嚴格說起來，它變成一個非常頑固的游泳圈。

說不定沒有慢跑還比較好。我會胖得快一點，讓自己很清楚地看到，我到底對身體做了什麼好事。這樣不著痕跡地慢慢發胖，我還以為自己很健康。直到那個春天的晚上心臟拉警報為止。

別人可能以為我在那個晚上會立刻反省、覺悟，被身體發出的警鐘嚇醒。事實上我沒有行動。我依然認為自己是不會發胖的運動

員，一定是身體搞錯了。

　　幾個月過去，我還是照老樣子生活。已經習慣了慢跑時偶爾心律不整，現在也習慣了有時強烈、有時不強烈的發作。我再也不能自由自在地跑，不能像以前那樣無拘無束。每次跑步時都在焦躁地等候心臟罷工。通常不需要等太久。

　　然後有段時間，發作會在晚上睡覺時來襲。我在半夢半醒之間伸手亂抓，抓枕頭，或是恐慌地摟住我太太的脖子。「沒事，你做夢了，」她試著安撫我，「你剛才做了噩夢。」但是我知道，或至少猜想到那事實上是什麼。

　　我可以想像你正在想什麼。沒錯，我當然也想過要去看醫生。有幾次就快要去成了，但是心裡總是在最後一刻抗拒。我不是討厭醫生；如果必須求醫，我會很感恩地求助現代醫學。但也要等到時候到了才去。我的感覺是這樣：我首先要對自己的健康負責，到自己沒辦法了才去找醫生。既然如此，或者正因為這樣，我必須做一些事，必須做些改變。

＊

　　就這樣開始了。身體退化來得比想像中還要早，因此迫使我去思考。思考到目前為止我是怎麼生活的，特別是思考那些自己毫不猶豫就塞進身體的食物。每個年華老去的人裡面都還藏著一個曾經年少的自己，訝異自己到底發生了什麼事。我那時剛 40 歲出頭，才剛有一個兒子，當了父親。心臟過早出現問題是我自找的嗎？如果繼續這樣活著，會得到什麼樣的結果？

　　我一直覺得有件事很神奇：只要事關自己的弱點和缺點，我們都很有本事轉身不看。就算別人把鏡子舉到我們鼻子前面，用力壓

在臉上，我們還是可以裝瞎。可是到了某個時刻，如果你很幸運，神奇的事會發生，這些事至少對我來說不能全然解釋得通，然後突然間你開竅了！你覺得自己準備好了，終於願意付諸行動。不光是準備而已，你**想要**改變自己。

開始動筆寫這本書的時候，我還沒意識到自己開竅了。我想針對健康飲食提出一個概觀，這種飲食觀可以防範那些常常在晚年摧毀我們健康的疾病，甚至可能抑制老化。

一開始卻完全不是這樣。我是為了自己，想解決我關切的心臟問題。所以我開始找資料，腦袋裡有一個簡單的問題：我應該吃什麼來保護心臟？

我潛入飲食與體重過重研究的世界，裡面既複雜又迷人，有新陳代謝的生物化學、營養醫學，還有特別是「老人學」——目前欣欣向榮的跨學科科目，深入研究老化過程，研究範圍從分子機制到100歲、110歲或是更老的人瑞，他們具有哪些神祕的特性，為什麼健康得令人稱奇。[1] 他們到底藏著什麼祕密？為什麼有些人的老化比別人慢？為什麼有些人六、七十歲了看起來還很健康，而有些人的身體在40歲時就已經像破銅爛鐵？我們可以做些什麼來減緩老化？

我瘋狂蒐集跟這個主題有關的研究，好像我的老命就靠它了，不過從某方面來說確實是這樣。我不是以知識分子的好奇心來鑽研這些研究結果，完全是因為生死攸關。我的書房、客廳和廚房裡堆滿了研究資料，成打、成百，最後有上千份的研究（很久以前我就決定不再數了）。就這樣，幾個月過去了。

一年過去，然後又是一年。

在我眼前漸漸出現一個世界，這世界裡有令人驚奇，有時候又

令人震撼的認知，這些知識改變了我。很多我對減肥和健康飲食的了解，根本跟找到的研究結果完全不相符，而充斥於外界的飲食神話和「減肥妙方」，反而會對身體有害。

　　舉一個常見的例子：從 1980 年代開始蔓延的脂肪恐懼症。直至今天，不同的官方健康組織都還建議我們要極為謹慎地食用脂肪。這個警告起先聽起來很有道理：吃脂肪會長脂肪（事實上只會讓事情更嚴重）。此外還說，脂肪會阻塞我們的血管，就像排水管阻塞一樣，還會讓我們心肌梗塞。所以，不要碰肥肉（吃雞肉，但不要吃雞皮！），不要碰全脂牛奶、凝乳、致命的希臘優格、奶油、乳酪、油膩的沙拉醬等等。幾個受人敬重的心臟專科醫師甚至警告人們要小心酪梨和那個小小的、誘人的、名為堅果的卡路里炸彈……

　　這些警告帶來了什麼？攻擊脂肪到底對我們有多少幫助？崇拜低脂會讓我們更苗條、更健康嗎？冷靜地看一眼數據，只能得到一個結論：不能，而且事實恰恰相反。脂肪恐懼反而讓我們的體重過重，而且變成真正的流行病，折磨我們！[2] 即便如此，還是有許多深具影響力的協會，例如德國營養協會（DGE）繼續在堅守低脂的教條。

　　詆毀脂肪有一個嚴重的副作用，過去有，現在也有：放棄脂肪的人必然得吃別的東西。大部分是很快能被消化的碳水化合物，例如白麵包、馬鈴薯、米飯，或是吃無脂肪，但是摻入大量糖份的工業製品。這些營養成分低、快速被消化的碳水化合物已經慢慢被證實為真正讓人肥胖的超級食物，而且部分食物遠比大部分的脂肪還不健康。[3]

　　我們現在知道，吃脂肪並不會自動讓身體長脂肪（**有些**高油脂

的點心，譬如我曾經最愛的洋芋片，吃了當然會胖，而且還對長肥肉有不少貢獻）。更有甚者，很多人捨棄了「官方」的營養建議，**提高了**食物中的脂肪比例之後**才**減肥成功（第 5 章有更多訊息）。這種方法對體重過重的人特別有用，某些富含脂肪的食物可以成為非常有力的減肥幫手！

除此之外，許多脂肪含量高的食物屬於我們可以攝取到的最有療效的食物，但是我們攝取的不僅不夠多，而是太少：

- 富含 Omega-3 的脂肪在肥美的魚身上最多，如鮭魚、鯡魚和鱒魚；亞麻籽和奇亞籽裡面也有。這種脂肪不會阻塞血管，還會保護我們不受致命的心血管疾病侵害。[4]
- 每天吃兩把（高脂肪）的堅果不會變胖，反而能維持纖瘦的身材，並且能降低 15% 的罹癌風險，以及將近 30% 的罹患心血管疾病的危險。糖尿病引起的死亡風險會因此降低幾乎 40%，傳染病引起的死亡風險也會降低 75%。[5]
- 高品質的橄欖油含有特定的物質，可以抑制身體一處名為「mTOR」的關鍵性老化切換點。經由這個方式，橄欖油甚至可以遏止老化過程，被證明為一種抗老化的藥（詳情見第 8 章）。

*

營養學新知日復一日地糾纏我們，如果世界上又發表了一個新的營養理論，我們不再聽信也不意外了。「保證七天瘦下來！加速鏟脂的終極秘方！」拜託不要！拜託，饒了我！

正因為絕大多數的減肥方法都是牽強附會的江湖醫術，所以很多醫生也不再留意，並常常把**每一個**減肥法都當成江湖醫術。因此

在資訊較發達的圈子裡，幾十年來一直遵守著一個原則，即使這個原則實踐起來並沒有幫助：想減肥的人應該**少吃多運動**——據說這是唯一可靠的減肥公式。這個原則被稱為「能量平衡」。

這個策略被證實是只憑腦袋想出來的騙人玩意。單從邏輯來看，這個原則可能是對的，就像少喝酒對酗酒者好，一樣是對的。但是這樣提示對酗酒者有什麼幫助嗎？他自己難道不知道這個道理？

攝取的卡路里多於燃燒的卡路里，不可避免的結果就是體重超重。做這樣的提示也一樣沒有建設性。這個「解釋」客觀來說是正確的，就像我們「解釋」比爾蓋茲的財富是因為他賺的錢比花的錢多，一樣很清楚吧？[6] 沒錯，表面上看來他是這樣，甚至賺了更多的錢。但他是**如何**辦到的？或者引申到我們的主題：到底是**什麼**導致我們每天吃的比燃燒的多？我們如何能中止這個狀態，讓情況倒轉過來？

在這方面有一件事很有趣，體重過重常常會伴隨著大腦發炎，這種情形就好像是大腦「感冒了」，因此它「聞」不到身體發出的飽足訊號。體重過重就是以這種方式不斷帶來更多體重。如果去減輕發炎的症狀（例如多攝取抑制發炎的營養素如 Omega-3 脂肪酸）也可以幫助減肥：「大腦感冒」的情形得以改善，它再度收到飽足的訊號，饑餓感減輕了。

不管怎樣，剛知道這件事的時候我很驚訝，但是現在不會了，因為我們當中很多人都不相信官方的飲食建議，寧願相信其他消息來源（卻常常也很可疑）。而我也不再信賴所謂的權威，而是客觀的資料。在這本書裡，我彙整了蒐集到的資料中最重要的結果，把重點放在四個主要問題上：

- 如何有效地減肥？
- 如何用吃來預防疾病？
- 如何分辨事實和飲食神話？
- 我們可以用精心搭配的食物騙過生理時鐘，抑止老化過程嗎？

主題 1：如何有效地減肥？

就這第一個問題，你們可能會想，到目前為止所有可以說的應該都說過了。事實上，我在這一點上找到特別多有幫助的知識，這些知識在專業圈外常常不為人知。

例如哈佛大學在幾年前的一個大型研究顯示，有些食物可以用奇特的方式幫助我們預防體重超重（見圖 0.1），包括優格和，對，那些被誤以為是可惡的卡路里炸彈的堅果。聽起來雖然矛盾，但是這些食物是吃得越多，體重就增加得越少。這怎麼可能？優格相關製品是透過什麼方式發揮這種效益？[7] 我怎麼可能多吃某種食物還會保護我不變胖？這是開玩笑嗎？既然已經談到這個話題，我們就來問：想甩掉身上的贅肉就必須挨餓嗎？還是有其他比較聰明的方法？

我們將會檢視許多關於體重超重和減肥的問題：持久有效的減肥方法該具備什麼要件？為什麼減肥經常失敗，失敗的關鍵**在哪裡**？如何避免減肥失敗？

我們在這方面的知識擴展度相當驚人。在過去幾年得出一個基本原則，可以幫助我們了解，什麼時候我們會自動停止進食，或

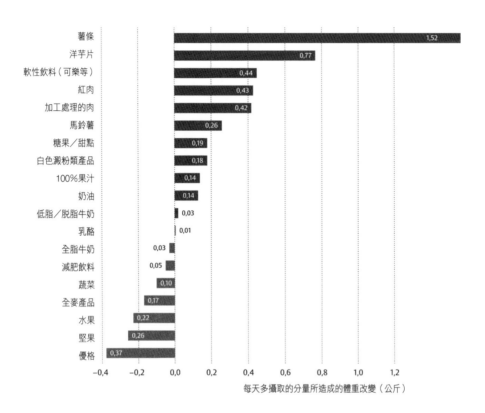

圖 0.1：薯條、洋芋片和軟性飲料會讓體重大幅增加（向右的指標）。其他食物如優格和堅果可能可以當「瘦身食物」，幫助我們保持體重（向左的指標）。為了這個研究，哈佛的研究員在 4 年裡測量了上千個受試者的體重。在這段期間內，受試者的體重平均增加了，增加的程度看起來跟他們吃的東西有關。例如每天多吃一份薯條，4 年後讓體重增加 1.5 公斤。相反的，每天多吃一份優格，體重增加得比一般**來得少**。加工處理的肉類主要指的是燻肥肉和熱狗。白色澱粉類的產品包括瑪芬、貝果、煎餅、鬆餅、白麵包、白米和麵條（至於澱粉到底是什麼，在後面幾章會揭曉）。馬鈴薯類食品包括水煮馬鈴薯、煎馬鈴薯，和馬鈴薯泥。[8]

者在什麼情形下，我們反而會吃個不停，而且毫無節制地把食物塞進胃裡。就我的觀察，這項原則對了解現今體重超重的情況非常重要。任何一個想了解自己的飲食行為，而且不想受太大折磨而減肥的人，都應該要認識。我在第 1 章〈蛋白質效應〉裡解釋了這個原則。

另一方面我們也越來越明白，世界上**沒有一種**適用於所有人的最佳減肥方法。我們的身體決定了對特定飲食方向的接受程度，例如低脂或低碳（指一種或多或少降低碳水化合物的飲食，例如糖、麵包、麵條、米飯和馬鈴薯）。所以重要的是自己做實驗，關鍵在於，不要固執地貫徹執行某個規畫好的減肥計畫，而是傾聽自己的身體。我們也會把眼光放在個人的適應狀態上，因為這裡也開啟了一場小革命：不考慮個人，遵從一致僵化飲食準則的時代已經過去了。

由於可疑的方法實在紛雜，我想說：瘋狂的減肥方法以及常常完全沒有經過嚴謹實證的減肥建議實在太多，我認為，直接追溯原始的研究來源會帶來很多啟發，以便發掘出經過驗證、可以甩掉身體脂肪並維持體重的方式。「聰明減肥」是本書的第一個核心，我會經常回來談這個主題。

主題 2：如何避免老年疾病？

過去幾個月、幾年來見到許多研究結果，經證實不只對所有「只」想減肥的人有幫助。不，這些知識還可以救命。如何藉由飲食避免疾病，並且在年老時讓身體維持健康和活力，是本書的第二個主題。

　　例如，用特定飲食方式可以協助「阻擋」致命的心血管疾病，甚至可以讓病情**好轉**。透過 X 光照片，我們可以自己用眼睛觀察到，原本嚴重阻塞的血管如何再度暢通。

　　我指的是受苦的心臟病患者，他們受的折磨讓我的病痛看起來就像沒生命危險的痛風。心臟科醫生在他們身上裝了三個支架後送他們回家，並鼓勵他們去買一張搖椅，坐在裡面迎接即將到來的死期。有些人忍受不了心絞痛，痛得無法躺下，只能坐著睡覺。這種痛在改變飲食短短幾星期或是幾個月後，大部分就**完全**消失不見。[9]

　　像這樣的研究結果證明了飲食的強大力量。這是一種我們可以主導的力量，完全握在自己的手中。這個結果顯示，生活可以深入徹底地改善，只要我們簡單地改變飲食。

　　這裡看到的不是單一的研究結果。目前全世界各地都有科學家

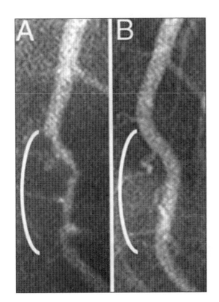

圖 0.2：這兩張 X 光照片顯示左邊心臟冠狀動脈的一段，它們供應血液給大部分的心臟。左圖（A）可以看到生病的血管（看起來像樹枝的白色「水管」，由上而下流經心臟。請注意在白色括號範圍內狹窄的地方，水管好像被捏住了，讓血流受阻）。右圖（B）顯示同一條血管，是這個病例做了 32 個月嚴格全素飲食後的情形，病人只攝取植物性食物。狹窄的地方消失，血流又暢通了，動脈完全回復健康。不用做外科手術和藥物治療，血管疾病就能被抑制，甚至好轉。[10]

藉由特殊實驗性質的飲食來治療流行而且／或是致命的疾病：

- 英國新堡大學讓一組糖尿病患者（第二型糖尿病[11]）進行嚴格的飲食控制。在僅僅一周內，病人失控的空腹血糖恢復正常。兩個月後，他們從名為糖尿病的「慢性」病中解脫。自此以後，研究員就不斷報導他們理論的新成功案例。簡單說：在許多例子中，糖尿病證實是可以治癒的。[12]

- 學者戴爾·布雷德森（Dale Bredesen），加州大學洛杉磯分校的神經學家和阿茲海默症研究者，也是美國諾貝爾醫學獎得主史坦利·布魯希納（Stanley Prusiner）的弟子。目前治療的病人數不斷增加，這些病人記憶力衰退，或是已經罹患早期的阿茲海默症。他依照病人的個別情況設計飲食，並補充 Omega-3 魚油膠囊和挑選過的蔬菜和維生素，例如維生素 D_3 和 B 群。目前暫時的研究結果聽起來就已經很轟動：大部分病人的記憶問題在三到六個月裡獲得大幅改善。第一個小型的實驗性研究得出了結果：所有因為心智退化而必須放棄工作的病人都恢復得很好，可以重回工作崗位。[13]

　　我的大學學業、新聞和寫作工作的相關背景是腦部研究，當我知道這些病人腦部受損的部位復原了，沒錯，還真的新生出來，讓我的印象特別深刻。這裡所指的部位是海馬迴（Hippocampus，拉丁文的海馬，因為這個結構有類似的形狀），是對記憶具有關鍵作用的大腦結構。透過核磁共振造影可以觀察到，一位 66 歲的人的海馬迴在十個月後體積增加了，甚至可以用立方公分表示：之前 7.65 立方公分的海馬迴在攝取特殊飲食後變為 8.3 立方公分！[14]

　　我寫下這幾行話的時候還是跟以前一樣驚訝：在富裕國家裡（德國也是），死亡原因第一名的心血管疾病不僅能中止，還可以**復原**？不用任何藥物就**治癒**了糖尿病？早期的阿茲海默症證明可能可以經由飲食計畫逆轉？[15] 這些對飲食形式的研究結果，達到了全球高科技藥品工業到目前用了幾十億預算也無法實現的突破，這些結果必須慢慢流傳開來，對的，在報紙和網路論壇上裡裡外外被討論一番才對？但是沒有，情況倒是相反：也許是因為飲食相關新聞標題氾濫，減肥的胡說八道滿天飛，把一大堆垃圾倒進了我們的海馬迴，導致我們大多數人連聽都沒聽過這些研究結果。這很令人難過，我希望，我的書至少能讓情況稍稍有些改變。

主題 3：分辨事實和飲食神話

　　這本書是從一個個人問題出發。但是由於有了破天荒的結果，我的調查出現了新面向，於是研究範圍擴大了。我想知道科學對有療效的食物有什麼普遍的認識。哪些新知對健康很重要，對生命也至關緊要，我們知道的卻很少，只因為它們還沉睡在飲食研究的叢林裡？

　　朋友和熟人漸漸對我家所有角落裡的紙堆感到訝異（還有我不斷增加的食譜藏書，以及一直不太成功的烹飪實驗）。當我告訴他們調查中這個或是那個結果時，得到的反應常常是混淆的，一方面是著迷，另一方面是對這些「好意的營養資訊」感到厭煩。

　　很多人有這樣的印象：營養學的研究（用友善的方式形容）充滿了許多矛盾。一會兒說牛奶很健康，然後突然說牛奶會讓人生病，讓我們早死，不久之後又幫牛奶平反，把我們帶回原點。我把

奶油趕出冰箱的時候，我冤枉了可憐的奶油了嗎？那麵包、麵條、馬鈴薯呢？小麥，或者說是麩質（一種常出現在許多種穀類中的蛋白質）是罪魁禍首嗎？還是糖？當然最後還是要問最關鍵的：椰子油是所有問題的答案嗎？

科學界不斷提出新的結果。除此之外也不能忘了那些飲食教主，他們感覺上有一百萬個。有時候他們傳遞的福音令人驚訝，唯一貢獻是製造混亂，不提他們還真的不公平。每一個教主都確切知道哪條路是正確的，並把所有敵對的「同業」當作低能、惡名昭彰。有自信的低碳教主不太能接受無聊、不懂得享受的低脂教主，而且對彼此沒有好感。全素的使徒看起來就像舊石器時代飲食（Paleo Diet）使徒的逆向轉世，後者用傳教士的熱情，站在烤肉架前向我們宣導石器時代食物的優點。他們所有人都對！每個人都能援引這個或那個「美國研究」來證明他們的哲學！（我們之後還會看到，為什麼會產生這樣的矛盾。沒錯，我們能在這無可救藥的一團混亂裡找到出路……）

簡單說，我走向滿是矛盾的馬蜂窩，說得更確切點：我置身在馬蜂窩裡面。我該怎麼辦？我決定往前面方向逃。打算咬緊牙關，把所有的混亂搞清楚，目標是整理出一個概觀，了解這些對立的資訊中哪些是對的，哪些不對。哪些可以通過嚴格的測試？哪些是神話，哪些是事實？這些問題是本書的第三個主題。

事後我很高興我是以局外人身分走進地雷區，以科普作家的身分，唯一的專長是評估不同的研究，然後把它們組成一幅完整的圖。局外人立場在最後證實是個優點，允許我能不帶偏見地看待所有對立的主張，那些還常常是帶有意識形態的陣地戰。對我這個飲食的不可知論者只有**一個**決定性的標準：什麼真的有用？

主題 4：如何吃出「年輕」？

我們到底該如何定義「健康」的飲食？（我在本書裡用 Diät 這個字，就像英文的 diet，相當中立，如同「食物」的同義字，也代表飲食形式，減肥在這裡面可以扮演一個角色，但不是必要的。）我在開頭已經提過，首先關注的問題是保護心臟的飲食，但是在尋找資料中漸漸明瞭，不可能只關心這個問題，而且也不可能把這個問題放在首位，雖然心血管疾病是德國人的死亡原因的第一名。

能稱得上是真正完美健康的飲食除了能防止心臟病之外，還能防止其他疾病，最好是盡可能預防多種疾病。說直白一點：我有一個超級健康、無懈可擊的心臟，但是換來失智症又有什麼用？

所以我的目標是描述一種飲食方式，它盡可能統一了所有健康考量。只是：這樣的統整真的能辦到嗎？

最後的結果證明，任務雖然不輕鬆，但還是可以克服。在某個程度上是這樣的，一種保護心臟的食物，整體而言對大腦和身體其他部分也有療效。但是這個關聯還有一個值得注意的深層原因。

看一眼德國的國民殺手（圖 0.3），你也許會注意到，這些疾病有一個共同點，這個共同點最初看起來是那麼理所當然，人們很容易不會多去留意。通常年輕人的心臟的血液循環良好，好得令人羨慕，心肌梗塞或是中風的風險趨近於零。當我們還是小孩子的時候，不用擔心高血壓，更不用說阿茲海默症或是失智症。癌症風險也是隨著年歲增長而大大提高。同樣的情況也適用於其他的疾病，其中有：

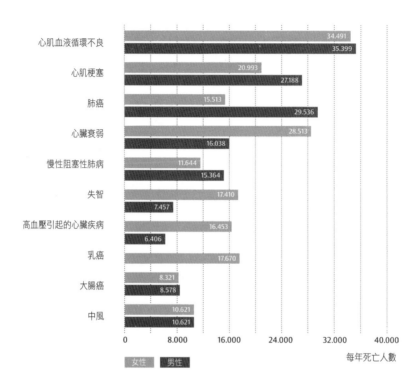

圖 0.3：飲食在所有德國人的健康殺手中常常扮演重要角色。[16]

- 類風濕性關節炎（rheumatoid arthritis）
- 骨質疏鬆症（Osteoporosis）
- 老年性黃斑部退化（視網膜看得最清楚的地方出現損傷）
- 老年性肌少症（Sarcopenia）
- 帕金森症

　　最常出現的糖尿病形式，第二型糖尿病，以前不會平白無故也被稱為「老年糖尿病」（現在由於錯誤飲食以及過度飲食，也有越

來越多的青少年和兒童得病）。至於超重和肚子上的游泳圈，大部分的人都跟我一樣，當青少年時期過去了，我們才開始跟它奮戰。所有這些病痛的最大風險因子是**年齡**，不論生物學上確切的定義是什麼。

有效的策略是設計出一種飲食，針對老化，並減緩老化。所以我在本書中不只想探討用什麼食物來預防典型的老年疾病，也想調查（本書第四個和最後一個主題）飲食如何影響老化：有食物會讓我們提早老化嗎？反過來誇張地問，我們可以把自己「吃年輕」嗎？這樣問會不會太天真了？

為了不讓你誤解：我的目標不是拖著老弱病殘的身體活到180歲。重點不是在生命已經走到盡頭了，還要拚命地多活上幾年。

其實重點完全不一樣：如果你能延緩老化過程，就可以一下子降低所有老年疾病，從心血管疾病、癌症到失智症的風險。身體和智力的衰退會往後延，理想情況下不會受病痛折磨幾十年，而是被「壓縮」在生命的終點。你的身體會保持較長時間的「年輕」健康。

所以重點不在問我們會有多**老**，而是**如何**變老。我是這樣想像的：在我的88歲生日那一天，下午最後一次跟我可愛的孫子去露天游泳池游泳，或者慢跑一圈（為什麼不行？這畢竟是我的夢），然後在晚上安詳地睡去，永遠。在醫生的術語裡，這種情況稱為最後的「疾病壓縮」。[17]

好吧，我承認！我說的有點過頭了。然而在這些希望的情境之外，目前已經有學者正嘗試準確地解開老化原因和生物學上的機制。他們有一個發現，我們可以用飲食（或者不飲食，也就是經由禁食）直接影響生理時鐘的速度：老化過程可以加速或延緩，端視我們吃什麼、如何吃，以及吃多少。換句話說，我們怎麼吃，在某

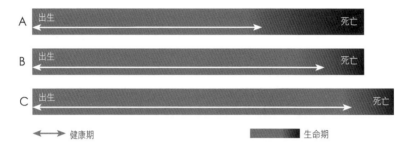

圖 0.4：從某個年紀開始，我們便常常在對抗不同的病痛，痛苦折磨我們的晚年（情境 A：健康的歲月用淺灰色表示，被越來越多疾病折磨的歲月用深灰色到黑色表示）。就算健康飲食無法延長壽命，但是它絕對會讓健康狀況維持得較久。生病期會被壓縮在生命的最後（情境 B）。但是健康飲食也可能會達到兩種效果：延長健康期和生命期（情境 C）。一切可能聽起來太樂觀，然而很多研究結果，從動物實驗到平均壽命特別長的民族，都告訴我們，情境 C 並非不實際。

個方式上決定我們多年輕。

所以我們可以（只是拿來當例子）把老鼠的生命從 100 周延長到 150 周，只要把飲食中的蛋白質含量從 50% 降到 15%，直到 5%。瑪土撒拉（Methusalem）老鼠有較低的血壓和有益的膽固醇值。要注意的是，整體來說，長壽的動物吃的沒有比較少，牠們只是特別少吃蛋白質。[18]

這樣的調查結果之所以重要，是因為分子的中樞（用像密碼式的縮寫表示，如 mTOR 和 IGF-1）可經由特定的營養素來控制老化過程，令人驚訝的是這種中樞普遍存在，從無數的物種一直到我們人類。所以不久前在一個超過 6000 人的實驗調查中確定了一個極為類似的結果：勤於攝取（特定）蛋白質的中年人比較早死。死亡風險提高 74%，癌症風險甚至提高 4 倍。[19]到底是什麼蛋白質呢？

我應該放棄牛奶嗎？哪些營養成分會促進老化？我如何能用有益的方式影響前面提到的老化中樞？你將會在接下來的章節中獲知所有資訊。

總結：從本書中可以得到什麼？

總而言之：這本書在探索飲食和老化研究。把過去幾十年來在實驗室、醫院、實驗、對長壽民族的觀察中所得到關於健康飲食的結果，組合成一幅完整的圖像。本書的核心是一種飲食原則，可以降低我們這個時代的重大老年疾病的風險，並阻止老化過程。

不用擔心！不會規定你去實行嚴格的飲食計畫，讓你活得很委屈。更不會要你計算卡路里或是任何一種點數。你不應該計算食物，而是享受食物。

本書會提供一個概觀，讓你整體了解那些我們應該多攝取的食物，和應該避免的食物。從這個基本架構出發，每個人依照個人的喜好和胃口，自己試驗和探索。書裡綜合起來的知識能成為你的後盾，你可以（也應該）以此為基礎，打造一套完全屬於自己的飲食方式，而不是追隨那些令人徬徨迷惘的減肥趨勢和神話。

所以我希望你能吸收書裡的內容，用健康的方式延長壽命，更讓生活變得多采多姿。至少我在研究這個主題的時候培養出全新的興趣：購買我以前不熟悉的食物和佐料、烹飪、嘗試做新的菜。

喔，對了，還有一件事，我的心臟沒問題了（游泳圈也消失了）。我很久都沒有感覺到這麼健康有活力。又可以像以前一樣，自由輕鬆地慢跑。

第 1 章

蛋白質 I：
讓人苗條的蛋白質效應

摩門蟋蟀同類相食的啟示

2001 年，一群來自英國牛津的朋友到瑞士南部阿爾卑斯山的山上小屋住了一星期。這群人來到這風景優美的地方不是為了爬山或滑雪，不是，他們來這裡，是為了吃。

在這個度假小屋裡有一頓豐盛的自助餐等待大家，然後就開始了一場先驅性研究，為體重過重研究的歷史樹立了里程碑。實驗結果得到的認知，對每一個想用有效方法（也就是盡可能不要有太大的飢餓感）來減重的人具有關鍵意義。這個結果至今仍被大眾和甚至大部分的營養學專家所忽略，原因應該在於發起研究的兩個科學家不能真的算是典型營養醫學領域裡的人。他們是澳洲的昆蟲研究者史蒂芬・辛普森（Stephen Simpson）和大衛・羅本海默（David Raubenheimer）。**真的是昆蟲學家？**這會對我的飲食很重要？非常重要！

好了，開始吧。辛普森和羅本海默在觀察昆蟲時有一個特別的

發現。辛普森對摩門蟋蟀做了詳盡的研究，我就用摩門蟋蟀的行為
當作例子，來描述他們發現的原則。[1]

　　摩門蟋蟀跟拇指一般大小，深褐色。雖然叫蟋蟀，可是原本屬
於蝗蟲。牠們的行徑如同惡名昭彰的蝗蟲，每年春天會有上百萬隻
摩門蟋蟀穿越田野（速度是每天一到兩公里）。他們研究的是穿越
美國西部草原的摩門蟋蟀。辛普森想知道，這些昆蟲到底為什麼這
麼做？

　　這位昆蟲專家很清楚，一定是飢餓讓牠們開始遷徙。只是很奇
怪，因為摩門蟋蟀跟一般蝗蟲不同，在長征的路線上不會留下啃得
光禿禿的景象。辛普森很驚訝地發現，「到底有沒有一群蟋蟀通過
這個區域，其實常常很難說。」[2]這些昆蟲出發，用爬行的方式尋找
食物，然而出於不知名的原因，牠們完全放過經過的牧草。這是什
麼意思？牠們在找什麼？

　　辛普森仔細地觀察，他發現這些蟋蟀在路上也會覓食，雖然是
用非常挑剔的方式。例如牠們比較喜歡蒲公英、豆莢類的葉子，牠
們吃腐肉、糞便，甚至**互食**。

　　摩門蟋蟀的同類相食在美國猶他州和愛達荷州的居民眼中成為
一個傳奇，因為這件事導致當地的車輛交通受到干擾。如果有一隻
蟋蟀在過馬路時被車輾死，馬上會有幾隻同情的同類趕過來，撲在
死去的同伴身上，然後又讓自己被輪胎壓扁，接著再吸引下一波的
同類，不斷重蹈覆轍，直到發生連環大車禍。

　　昆蟲學家起了懷疑。為了探索這個謎題，他做了一個實驗。辛
普森準備了四小碟研磨成粉的食物，包括蛋白質、碳水化合物、兩
者的混合物，最後一碟是控制組，既沒有碳水化合物，也沒有蛋白
質，只有膳食纖維、維生素和鹽。昆蟲學家把碟子放在摩門蟋蟀的

行經路線，很熱切地觀察到底會發生什麼事。

　　結果顯示，昆蟲對單純的碳水化合物沒有太大的興趣，雖然牠們在大自然裡也會攝取碳水化合物。反而所有蟋蟀聚集在加有蛋白質的碳水化合物碟子那裡，並且更喜歡圍在高百分比「沒有稀釋的蛋白質」的碟子旁邊。把這個現象翻譯成對應的食物，我們可以說：牠們都衝向牛排，而不是馬鈴薯。

　　這個結果證實了辛普森的猜測：摩門蟋蟀不只是飢餓，牠們對蛋白質有特殊需求。什麼是一大群蟋蟀裡最有滋味的蛋白質來源呢？沒錯，就在牠的隔壁。所以這些昆蟲很喜歡互食。

　　昆蟲學家慢慢獲得了以下的全觀：摩門蟋蟀聚集成一個大群體，一方面可以保護牠們對抗天敵（從天敵的角度來說，牠們不會嫌棄一個會爬的蛋白質）。由於摩門蟋蟀喜歡吃蛋白質，牠們首先

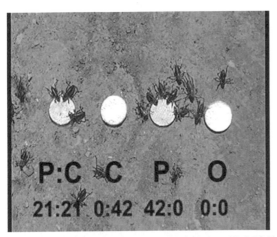

圖 1.1：摩門蟋蟀在找尋蛋白質的路上。最左邊的碟子（P：C）含有 21% 的蛋白質和 21% 的碳水化合物（其他是膳食纖維、維生素和鹽）。C 碟只有碳水化合物，P 碟只有蛋白質（各 42%），O 碟只有膳食纖維、維生素和鹽。[3]

會向生活圈中富含蛋白質的來源下手，直到把這些來源吃光。然後開始大遷徙，對蛋白質展開絕地獵殺行動。讓這些昆蟲前進的動力不只是遠方蛋白質來源的吸引力，還因為有對蛋白質產生饑渴的同類在步步進逼。無論是哪種原因都證明，對蛋白質的饑渴是大規模遷徙的動力。

昆蟲學家辛普森一方面發現了這怪異且陰森森的事實，另一方面也發現，其實摩門蟋蟀不像表面看起來那樣特殊，至少牠們對蛋白質頑強的好胃口並不特殊。只要我們深入研究資料會發現，很多動物都有類似的習性。簡短地綜合整理一下，這可以說是一種跨越物種，幾乎是普遍性的「蛋白質效應」。這種效果可以這樣精簡描述：動物不會毫無目的地出發尋找能量，也就是單純的卡路里。牠會一直挨餓，並且一直尋找食物，直到牠對蛋白質的特殊需求得到滿足。

我們的飲食中有三種物質可以提供能量，或者說卡路里：碳水化合物、脂肪和蛋白質（其實也應該算上酒精，它也能提供能量。其他的物質如水、礦物質或者維生素雖然對生命很重要，卻不具備可以燃燒的卡路里）。特別是碳水化合物，還有很多脂肪的主要任務也是供應能量。（之後還會看到，有些脂肪的狀況比較複雜一點。）

相反的，蛋白質是值得注意的特例。蛋白質也是能量的載體，主要用在建構身體，從肌肉組織到免疫系統。這點解釋了蛋白質效應的一個面向：對特別建材的迫切需要（長時期沒攝取蛋白質會導致死亡）。用圖像來描寫：蓋一座房子的時候，你使用的機器需要能量，也就是電流。原則上可以燃燒屋頂的木梁或是鋪地的木板，用這些熱能當作能量來源，但是這不是很經濟，因為你也需要這些

材料當作房屋的結構。蛋白質就是我們身體的結構。沒有這些基本物質，就無法建構並維護身體（在這個簡化的圖像裡，碳水化合物和脂肪比較像兩個可以替換的電流來源）。因此，最低蛋白量攸關了生命存活。這是事情的一面。

　　然後還有另一面。反向的關係也適用於蛋白質，因此額外賦予它一個特殊地位：當動物的蛋白質需求量獲得滿足之後，牠會傾向停止進食。碳水化合物和脂肪很少會出現這樣的情況，所以我們非常容易攝取過量的碳水化合物和脂肪。再次用圖像來解釋：只要建材足夠了，建築工地不會堆上更多的建材。相反的，我們對電流的需求永遠都不夠。

　　就新陳代謝的機制而言，這個情況是因為身體並不能像儲存碳水化合物和脂肪一樣，有效地儲存多餘的蛋白質。碳水化合物和脂肪可以在我們身體裡以特殊的儲存形式堆放和保留。這種儲存形式被稱為「肝醣」（被儲存的澱粉）或者是「三酸甘油脂」（被儲存的脂肪）。廣義來說，我們可以把肌肉形容為蛋白質的儲存形式。但是眾所皆知，我們的心肌不會被「燃燒」來供應能量。雖然在緊急情況下，例如快要餓死的時候就會。在正常狀況下，身體是不會把它寶貴的肌肉拿去「燒掉」，首先會把儲備的碳水化合物和脂肪當作能量資源來使用。

　　簡短總結一下：許多動物會嚴格控管蛋白質的攝取，牠們既不想攝取太少，也不想攝取太多。另外兩種主要的能量來源（碳水化合物和脂肪）對於控制牠們的飲食行為和飢餓就位居次要，當然也扮演一個角色，但是位階在蛋白質原則、蛋白質效應之下。蛋白質效應在動物世界裡到處可見：在老鼠和家鼠以及蜘蛛身上，魚、小鳥、豬，甚至在非人類的猩猩身上，如狒狒和婆羅洲的紅毛猩猩。

蛋白質效應也有可能是驅動我們人類靈長目動物到處跑的動力，誰知道呢？我們人類也有特殊的蛋白質需求，控制了我們的飢餓和飲食行為嗎？

提出這個的問題時候，辛普森和羅本海默已經在英國牛津大學工作了一段時間。這個研究團隊有一天在那裡遇見一位很伶俐的動物學系學生名叫瑞秋・貝特利（Rachel Batley）。似乎是老天的安排，貝特利的父母有絕佳的工具可以追根究柢人類的蛋白質效應：瑞士阿爾卑斯山上的小屋。

蛋白質的飢渴獲得滿足後，我們才會停止吃東西

山上小屋的自助餐包括所有飢餓的心渴求的食物，但是只有在實驗的前兩天。早餐桌上擺著麥片和法國麵包，還有可頌、火腿、哈密瓜，李子和其他許多水果。午餐的選項從麵包配卡芒貝爾乾酪到鮪魚、沙拉和優格。晚餐也不遑多讓：可以選擇魚、雞肉、古斯米、馬鈴薯和豆子，也有豬肉、米飯和蔬菜可供選擇。飯後甜點的選項也很豐富，最吸引人的是杏仁蛋糕。參與實驗的小白鼠有 10 個人，前面說過，這是第一個小型研究，可以想吃多少就吃多少。只要事先把想吃的分量和點心讓貝特利先秤一下，並且不能私下交換。這樣貝特利可以精確地記錄誰吃了多少、吃了什麼。

直到第三天和第四天才開始真正的實驗。參與實驗的人現在被分為兩組，一半的人歸於「富含蛋白質」組，另一半的人則歸於「缺乏蛋白質」組。這表示，在接下來的兩天有兩種不同的自助餐：第一桌只讓富含蛋白質組取用，食物重點是雞肉、豬排、火腿、鮭魚和其他魚類、優格、乳酪、牛奶和其他含蛋白質的食物。

第二桌的餐點由蛋白質含量低的食物組成，可頌、鬆餅、麵條、馬鈴薯、古斯米、水果、蔬菜、柳橙汁和水（所有人一直都可以喝到水）。所有的人又可以想吃多少就吃多少，直到吃飽為止。

最後還有兩天，桌上的食物又全部擺在一起，所有的人又可以取用所有的食物。數據的採集到此結束。

辛普森和羅本海默之後到柏林做研究，仔細分析了貝特利詳細記錄的數據。他們得到第一個實驗證據證明，人類的行為在某種程度上跟遷徙的摩門蟋蟀相似，只是一般來說比較文明一點。我們也受到普遍可見的蛋白質效應驅使：我們也會一直吃，直到我們對蛋白質的飢渴被滿足為止。

單從能量的角度來看，我們人類（視性別、身材、活動量、年齡等不同條件而定）每天大約需要 2000（女性）到 2500（男性）卡路里。[4] 很明顯，有很多人吃的比這更多，所以根據營養研究的信條，這樣會導致過重。原則是：一個卡路里就是一個卡路里，不管這個卡路里是來自哪一種食物。吃下去的比需要的多，就會變胖，句點。按照這個邏輯，誰想減肥只要少吃就好了，譬如所有的東西都只吃一半。這就是信條的內容。

但是瑞士小屋的研究卻顯示，我們人類實際的行為在基本上不一樣，這對實際生活造成深遠的影響，例如你想減肥的時候。這個研究澄清了一件事，讓我們了解，為什麼只吃一半食物這麼困難，為什麼受大家讚揚的「只吃一半」的理論在長遠看來注定要失敗。因為單純的能量攝取雖然很重要，但是食物不單單只是能量的來源，至少在這層意義上來說，一個卡路里並不只是一個卡路里而已。

所以**富含蛋白質**組的測試者在不同菜單的那兩天，吃下的食物

沒有吃完整自助餐的那幾天多。在這兩天裡，他們攝取的卡路里**少了38%**。而且吃什麼都是自動自發的，沒有人強迫。沒有人要求或者暗示他們應該少吃一點。

特別值得注意的是，他們所**攝取**的營養分析結果得出：攝取較少卡路里的原因是測試者不自覺地維持**固定的**蛋白質攝取量。換句話說，從富含蛋白質的自助餐取用食物的人，不會毫無節制地大吃特吃，而是很快地停止進食。測試者對蛋白質的飢渴很不尋常快速地被蛋白質含量高的食物滿足了。富含蛋白質的自助餐顯然很容易讓人飽足，以至於測試者在不知情的情況下，正好「自願」地吃了一頓減肥餐。

缺乏蛋白質組測試者的行為看起來則相反：他們吃得過量，並且**多**吃了35%的卡路里。這個結果看起來對我而言意義非常重大，因為它解釋了，為什麼我們這個年代特別需要與過重的體重奮戰。當缺乏蛋白質組的測試者過量進食時，其實跟另一組的朋友做的事沒有兩樣。如同數據所示，他們只是試圖將蛋白質的攝取量維持在一向以來的水準。為了達到這樣的水準，他們必須放肆地大吃一頓。他們自助餐的蛋白質含量這麼低，無論是好是壞他們也別無選擇，只能吃得比平時還多，才能滿足對蛋白質的飢渴。我們也可以這樣形容：想要獲取讓身體發揮功能所需的最低蛋白質量，途中有許多碳水化合物和脂肪擋在中間，迫不得已必須一起吃掉。

從古典卡路里教條的觀點來說，這兩個測試組的行為沒有規律，無從解釋，甚至是對立的。只有用蛋白質效應才能解開這個矛盾，我們才能解釋並預測兩種情形中的行為：我們人類跟許多動物一樣，不是只在盲目地找尋能量或是卡路里，驅策我們的還有對固定蛋白質量的需求。只要確保能獲得蛋白質應有的量，我們非常願

意適應環境。如果別人提供我們富含蛋白質的食物，需求很快被滿足，我們覺得飽足了，就自動停止進食。如果食物中的蛋白質被稀釋得太嚴重，我們在直覺上會多吃，對，一直吃，直到身體得到它所需要的，這樣就會吃過量，並且變胖。[5]

好，沒錯，但是到底跟我們這個年代常見的過重問題有什麼確切關係呢？對一個有效的減肥餐有什麼具體的意義？

現代食物中蛋白質稀釋的問題如何引起飲食過量

在實際生活中，蛋白質效應隱藏了一個好消息和一個壞消息。我們先從壞消息開始。

根據國家飲食研究，德國蛋白質的主要來源是肉類、香腸、牛奶、乳酪、麵包、湯、燉菜和魚。男人平均每天攝取 85 克的蛋白質，女人 64 克。兩種情形都占能量來源的 14%（順便一提，這個結果跟瑞士小屋的測試者非常相近，他們攝取的蛋白質比例在各種情況下也維持在 12% 到 14% 之間）。[6]

我個人最喜歡的蛋白質來源之一是鮭魚。在鮭魚身上就有一個很好的例子來說明壞消息的核心問題：一般在超市或是魚店看到的鮭魚排有顯著的鮮橘色，同樣顯眼的是白色的紋路（脂肪層）貫穿魚身。如果你買的魚排長這樣，可以確定這是養殖鮭魚。

如果有機會，下次買菜的時候看一眼野生鮭魚排來做個比較。有可能不容易辦到，因為野生鮭魚非常少見，更可以說完全沒有新鮮的。典型來說，野生鮭魚是暗粉紅色到深紅色，而且脂肪層不是很明顯，幾乎看不出來。

因此我們來到了關鍵點上：一份 100 克的鮭魚排含有 20 克的

蛋白質，不論是養殖還是野生的。但是養殖鮭魚的脂肪是 15 克，
是同樣大小野生鮭魚的 15 **倍**，野生鮭魚的特色是只有 1 克的脂肪
（請看表 1.2）。

　　當然，在有些菜餚裡，這些養殖鮭魚裡豐富「多汁」的脂肪
在嘴裡特別能發揮它的滋味，例如生魚片。我本身偶爾吃生魚片，
比較喜歡吃自己做的。單從健康的觀點來看也沒有理由完全不吃。
但是有一點我們應該知道：若衡量養殖鮭魚的卡路里含量，它的蛋
白質含量被大幅稀釋了。相對於野生鮭魚，養殖鮭魚的魚肉遍布脂
肪，在你攝取的每一個卡路里裡面，養殖鮭魚的蛋白質含量遠少於
野生鮭魚（一種自然、「正常」的鮭魚）。為了達到每天蛋白質的需
求量，你必須吃下更多的卡路里。身體會誘導你，讓你在不知不覺
中攝取過量的食物。你一點辦法也沒有，身體只是在達成讓你存活
下來的任務。

	養殖鮭魚		野生鮭魚	
	重量	卡路里	重量	卡路里
蛋白質	20g	80(20x4)	21g	84(21x4)
脂肪	15g	135(15x9)	1g	9(1x9)
碳水化合物	0g	0(0x4)	0g	0(0x4)
總數		215		93

表 1.2：養殖鮭魚和野生鮭魚含有的蛋白質大約一樣多，但是養殖鮭魚肥很多，因
此跟牠的卡路里相比，牠提供較少的蛋白質。我們可以說：養殖鮭魚的蛋白質被
稀釋了。這個營養價值表來自我去的超市所提供的兩種鮭魚排，每片鮭魚重 100
克。

要強調一件很重要的事：在這裡並不是要詆毀脂肪。相反的，鮭魚裡富含的 Omega-3 脂肪非常健康（就像其他許多高脂肪的食物，例如橄欖油、酪梨和堅果。針對這些食物，之後有關脂肪的章節裡有更多資訊）。這裡的重點只是在於，一條蛋白質被稀釋的養殖鮭魚就像木馬屠城記裡的木馬，把比我們猜測還要多的脂肪和更多卡路里偷偷運進我們的身體。我們的身體渴望蛋白質，咬下一口鮭魚，熱烈期望能滿足對蛋白質的飢餓，結果得到了什麼？紅利是得到滿載卡路里的脂肪！

脂肪每克提供 9 卡路里熱量，是蛋白質和碳水化合物能量的兩倍，它們每克各才提供大約 4 卡路里的熱量。跟野生鮭魚比較下，每咬一口養殖鮭魚，我們多攝取了好幾倍的卡路里，卻沒有多一點的蛋白質。

當然脂肪也會讓我們飽足，我們之後還會看到，富含脂肪的飲食正好可以幫助某些人減肥，如果他們也放棄了其他食物。總體來說：如果蛋白質稀釋的現象只出現在鮭魚和其他健康的高脂肪食物上，問題一定不會像實際情況那麼嚴重。但是鮭魚和脂肪只是我們現今食物中蛋白質被稀釋的許多例子之一。

很可惜整個現代飲食界裡到處都有蛋白質稀釋的現象。就像養殖鮭魚，肉類，特別是香腸也「增加了許多脂肪」。一般來說，野生肉類要比我們一般食用的畜養肉類精瘦許多（粗略說，每100 克肉裡的脂肪是 4 克比 20 克[7]）。香腸又有一個屬於自己的境界，因為它是經過大量加工的肉品，在大自然中完全不存在。香腸的主要成分還不是蛋白質，而是脂肪。香腸狹義來說根本不是肉，它是高脂肪的工業產品，帶有一點蛋白質微量元素。

可是蛋白質稀釋的問題還要更全面，遠遠超過脂肪的範疇。你

可以提出異議，主張我們現今完全可以盡可能攝取低脂肪的食物，這點你完全正確。超市裡雲集了低脂產品：水果優格只有 0.1% 的脂肪含量，零脂肪的餅乾，這個低脂，那個也低脂，低脂運動甚至也推出了美味的食品，譬如低脂現成披薩和低脂美奶滋！所以，只要我們攝取這類的低脂產品，就可以不用吃進太多脂肪，也能滿足我們的蛋白質需求嗎？

對，我們可以這麼做。然而**低脂**並不代表就是**低卡路里**。低脂產品為了彌補缺少的脂肪，為了讓去掉油脂而變得淡而無味的食物還能夠好吃，常常添加了很多糖，這也使得原本可能存在的蛋白質再次大幅地被稀釋。只是這次不是用脂肪，而是用碳水化合物。情況沒有改善，剛好相反：單從健康上來看，糖和能快速被消化的碳水化合物對身體的傷害，證實比大多數的脂肪還大得多。因此問題（再一次）不是在脂肪，而是全面性蛋白質稀釋的問題。

我們多少參與了這個蔓延全球的實驗，所有人都從一個巨大的自助餐桌子上取用食物，這些食物雖然不一定絕對，但是很有可能（從卡路里衡量）含有相當少的蛋白質。為了滿足對蛋白質的需求，我們跟瑞士山上小屋缺乏蛋白質那組的測試者一樣，吃進過多的脂肪和碳水化合物。結果是我們不自覺地吃過量，在找尋蛋白質的過程中吃進過量的脂肪和碳水化合物。

如果我們思考一下，過度進食的原因歸根結柢是由扎根很深的求生本能所推動（如前所述，蛋白質吃太少的人會死），那就會很清楚，我們把自己帶進何等嚴重的困境。如果空氣中的氧氣被稀釋了，你會怎麼做？過度呼吸，要不然還能做什麼！在危急中還有什麼選擇？你的身體需要最低限度的氧氣來生存，所以你呼吸得更

多。現在把氧氣被稀釋的空氣（蛋白質）加入卡路里（碳水化合物和脂肪）。會發生什麼事？誰都想不到你會變胖。你會變胖，因為你想活下去。

你可以準備接受下面很棒的建議：也許在未來，為了能控制體重，你應該**少呼吸點空氣**？常常會有人說：過重、減肥和苗條的曲線，要得到這些都要靠自律。我們得把腰帶稍微勒緊一點。但是你認為哪種說法比較實際？人類在過去幾十年間突然失去了自制能力？還是環境裡的某個東西導致這個困境，讓我們的天生本能誤入歧途？無論如何，我覺得第二個解釋比較有說服力。這個困境有一個核心（即使一定不是唯一一個），就是蛋白質的稀釋。

到目前為止，蛋白質稀釋已經有了無所不包的特性。不再局限於養殖魚、養殖肉、香腸和添加糖的食物。可以說一個經驗法則：只要拿起一個加工過的食品，你可以確定裡面有一定程度的蛋白質稀釋（這些產品被添加了脂肪、糖，或是兩者都有）。

有一些工業製造的「食物」塞滿超市的貨架，我們甚至可以稱那些食物為**蛋白質誘餌**：它們聞起來和嚐起來都像蛋白質，提供的蛋白質量卻微不足道。[8] 這裡要簡短做個解釋。

在瑞士山上小屋的研究很小，很臨時，只是個開端。不過現在有其他的數據和比較大型，控制較嚴格的實驗可以多次證實蛋白質效應。[9] 其中一個實驗中顯示，低蛋白質組的測試者和以往一樣攝取較多的卡路里，這些額外的卡路里來自在三餐中間大量攝取味道濃郁的鹹味零食。測試者也不單單是肚子餓，他們對蛋白質特別飢渴，[10] 因此會向味道濃郁的零食伸手。這類型的零食例如花生、杏仁或是開心果，是小型的蛋白質炸彈。我們對蛋白質的飢渴得到滿足，然後停止進食。因此堅果是個完美的點心，可以

幫助我們維持體重不是沒有道理的（請看我在序裡面提到的哈佛
大學研究）。

許多工業加工的零食卻不是這麼一回事。它們偶爾會用極聰
明的方式欺騙我們對蛋白質的渴望。當然我不會假設一個誠實的
行業如食品工業會懷有這樣惡毒的企圖，它們只是發展出一套辦
法，將它們的一些產品「理想化」，散發出純蛋白質的光芒，雖然
實際上幾乎不含蛋白質。這裡可以舉一個例子，就是惡名昭彰的
雞塊。好吧，速食，很清楚，但是至少我們大部分的人會把雞塊
當成一個好的蛋白質來源。事實上這個油炸過的「雞肉團子」主
要（幾乎60％！）是由脂肪構成。四分之一的卡路里來自碳水化
合物，然後，對，這個被工業扭曲變樣的肉類產品含有剩餘的蛋
白質痕跡。[11]

或者拿曾經深受我喜愛的洋芋片為例。特別危險的是烤肉口
味的洋芋片，它承諾要把直接從烤肉架端下來的高濃縮肉產品送給
味覺和大腦，但是進入我們身體的幾乎只有碳水化合物和脂肪（圖
1.3）：我們吃得津津有味，下意識希望我們對蛋白質的渴望可以得
到滿足，可是得到的蛋白質量卻是稀釋過的。所以我們津津有味地
繼續吃。

做個簡短的小結：請避免所有這些蛋白質誘餌，以及所有那些
被發明出來，為了欺騙你的直覺的食物。實際生活中要帶入第一個
簡單的公式：放棄任何形式的加工食物。雖然它們不是全部都是直
接的蛋白質誘餌，但是工業加工過的食物都很**有系統地**把蛋白質稀
釋了（表1.4）。請吃真正的天然食物，越自然越好。或者就像美國
記者麥可‧波倫（Michael Pollan）貼切的描述：「不要吃你阿嬤不
認識的食物。」[12]

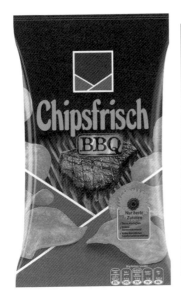

營養價值	100 克平均含有
熱量	2255 焦耳／ 541 千卡路里
蛋白質	5.6g
碳水化合物	49g
其中含糖	4.4g
脂肪	35g
其中含飽和脂肪酸	3.2g
膳食纖維	4.0g
鈉	0.5g

圖 1.3：烤肉季來了！ BBQ 洋芋片用醃製牛排的香味承諾要給感官和大腦一大份蛋白質，卻只走私了碳水化合物和脂肪到我們的身體裡（蛋白質的分量在這裡只占了總卡路里量的 4%）。這類型的蛋白質誘餌引誘我們繼續吃，因為要吃很多很多，才能兌現它給的承諾，真正滿足我們對蛋白質的飢渴。

什麼飲食法會讓我們自動吃少一點

　　壞消息就說到這裡，現在來談談好消息。你當然也可以把讓人飽足的蛋白質效應用在對自己有利的地方。許多流行的飲食計畫和減肥飲食都繞著蛋白質效應打轉，跟它眉來眼去，有時候連自己也不知道。

　　在蛋白質原則的基礎上，例如史前飲食團體（崇尚「石器時代飲食」，下一章有更多的資料）對牛排和草食野生動物肉品的喜愛具有較深層的意義：撇開這些「自然」的肉類比較健康不談，它

微量或是沒加工的食品	蛋白質的比例（卡路里）
魚和海鮮	68.3%
肉	52.5%
蛋	36.6%
牛奶和優格	28.4%
豆莢類（豆子、扁豆、豌豆）	25.6%
蔬菜（青花菜等）	24.9%
義大利麵	14.2%
馬鈴薯	10.8%
平均：	27.6%

大量加工的食品	蛋白質比例（卡路里）
速食湯	32.3%
加工的肉產品（香腸等）	31.7%
冷凍披薩	16.6%
麵包	13.6%
蛋糕、餅乾等	5.8%
果汁和軟性飲料	5.4%
薯條、洋芋片	5.1%
現成甜點（例如布丁）	2.7%
平均：	9.5%

表 1.4：跟天然的食物相比，大量加工工業食品裡的蛋白質幾乎全部都被稀釋了。食品工業運用絕妙的把戲，導致我們大量進食卻還一直很餓。給我們真正能飽足的食物對做生意沒有好處。「蛋白質比例」指的是來自蛋白質的卡路里（熱量）所占的百分比。種類的區分在這裡相當粗略（這個分析在魚類和肉類部分並沒有區分養殖和野生的品種，可是我們已經看到，之間的差別很大。這裡也適用一個經驗法則：越自然，蛋白質稀釋的情形越少）。也許你驚訝的是：相較之下，蔬菜也含有很多的蛋白質，從卡路里來看，青花菜甚至主要是由蛋白質構成的。[13]

們提供我們的每一個卡路里中含有較多的蛋白質，因為它們比較不肥。[14] 工業食品在真正的石器時代飲食裡沒有立足之地，所以不會有蛋白質稀釋的問題，相反的：**史前飲食**在實務上大都意味著，人們攝取的蛋白質超過需要的量。結果：我們比較快就感覺到飽了。

　　低脂派是從完全不同的方向來處理這個問題，他們想辦法降低所有飲食中的脂肪含量，最終也至少得到部分類似的結果。它把目標鎖定在降低飲食中的脂肪比例，蛋白質的比例也會因此隨著升高，而我們也會比較快飽。

　　相對的，低碳的陣營沒有把注意力集中在脂肪上，而是放在另外一個能量來源，我們在尋找蛋白質過程中很容易過量攝取，因此必須避免的碳水化合物。許多有名的低碳飲食法（阿特金斯飲食、邁阿密飲食，區域飲食等）也可以稱為高蛋白質飲食，因為它們用蛋白質大量取代了碳水化合物。這能消除飢餓感，也是低碳運動長期受到歡迎的一個原因。

　　低蛋白質飲食法並不存在，如果還是有這種飲食法（實際上什麼飲食法都有），它一定沒有受到太大的歡迎。你現在知道為什麼。（如前所述，工業食品是最反常的例外：我們可以稱它們是一種低蛋白質飲食，從工業的觀點來看是最理想的「飲食」，也就一種讓我們慢性想吃更多的飲食⋯⋯）

　　當然，平日就能執行的飲食計畫就是最好的減肥餐。就這點而言，立意良好的「只吃一半」原則既是正確的，但也無效。是啊，好像不是每個想減肥的人都知道，他有可能吃太多了！所以少吃一點是個好主意。好像他們從來沒有試過要少吃一點！可是，真正的問題應該是，我們**如何**能做到少吃一點，但又不必太受罪？說起來簡單，但是怎麼實踐？我們該吃**什麼**，才不會讓我們**想**吃很多？

蛋白質原則在這裡提供一個可靠的出發點。原則是：第一，減肥餐要確定能充分滿足蛋白質的需求。高蛋白質飲食能止住飢餓。

過去幾年來的幾十個研究也證實了這個原則，還把話說得很清楚：蛋白質本身**不是**萬靈丹，就像體重過重和減肥這樣複雜的現象都不是單一面向。還有許多其他觀點扮演了重要角色，從文化習慣到腸道內的細菌，我們還會看到相關的資料。眾多減肥研究縱使常常互有矛盾，但都有個一致的結果：「蛋白質飲食」高度有效，因為它可以說是唯一一個讓我們**自動**少吃一些的飲食法。這裡舉兩個例子：

在一項研究裡，丹麥學者讓 50 名過重的測試者吃兩種不同、稍微降低脂肪含量的減肥餐（攝取能量中的脂肪比例占將近30%）。沒有人應該挨餓，所有的人可以想吃多少就吃多少。為此，研究中心還設立了一個超市供測試者免費使用。

除了 30% 的脂肪規定外，另外還有一項條件，特別由超市內的營養專家確認和控制：第一組人員必須把蛋白質攝取量限制在12% 以內，第二組人員的蛋白質攝取量必須占總攝取量的 25%，算是非常多。

這項研究為期半年。在這段時間內，測試者一如預期減掉了幾公斤肥肉。然而兩組之間卻出現明顯的差異：蛋白質量適中的測試者平均「只」減輕了 5.9 公斤，高蛋白質組的測試者甩掉了整整9.4 公斤。有些人在六個月內甚至減輕了超過 10 公斤。蛋白質量適中組只有 9% 的測試者達到目標，高蛋白質組有 35% 的人成功。長話短說：多吃蛋白質的人比較容易減肥。

減越多，健康方面也會得到更多益處。高蛋白質組成員的腹圍平均縮小了 10 公分（另一組的人是 4 公分），而且他們減少的「內

臟脂肪」是蛋白質適中組的兩倍。內臟脂肪是隱藏的脂肪庫存，它包圍著我們內部臟器，如肝臟、腎臟等等。如果一個男人看起來像個懷孕後期的女人，可以確定他並不缺乏內臟脂肪。這些脂肪在新陳代謝中高度活躍，而且比起用手指捏得起來（比較無害）的皮下脂肪，對身體的傷害要大得多。[15]

另外一個較新的研究由西雅圖華盛頓大學的科學家主導，只有一個測試組，參與的成員先後測試了不同的飲食方法。前兩個星期先做標準飲食，食物組成是 15% 的蛋白質，35% 的脂肪，和 50% 的碳水化合物。

接下來的兩周，一部分的脂肪換成蛋白質（30% 的蛋白質，20% 的脂肪，50% 的碳水化合物），但是確保測試者所攝取的卡路里總數跟以前一樣。一如預期，用這種方式沒有人的體重減輕。但是在這個高蛋白質階段，測試者已經報告，他們明顯少了許多飢餓感：雖然攝取**同樣的**卡路里量，但是在進食蛋白質餐後覺得比較飽足。再一次顯示：關於飽足感，一個卡路里顯然不是一直是一個卡路里。只要卡路里以蛋白質的形式被吃進體內，我們比較快飽。

現在進入最後一個關鍵性的試驗階段。跟之前一樣，所有的人都還停留在高蛋白質的飲食，但是從現在開始，接下來的 12 周，他們可以想吃多少就吃多少。結果令人驚訝：在 24 小時內，測試者在沒有被要求的情況下，自動把每天攝取的能量降低了幾乎 500 個卡路里。由於蛋白質過剩，研究參與者覺得飽足，一旦被允許，他們自願少吃。

讓人飽足的蛋白質效應持續了幾周，直到研究結束，毫不意外地讓測試者平均減輕將近 5 公斤的體重（大部分是脂肪體的形式）。研究學者對結果很驚訝，並說蛋白質具有「厭食」的效果。[16]

　　我在這裡舉出兩個印象特別深刻的研究當例子。從籌備和結果來看，它們絕對不是例外。它們反映出目前對體重過重研究的整體結果。前不久才有一個國際性的科學家團隊在一個概觀性的研究中，把 38 個這種形式的研究結果和超過 2300 個測試者的數據整理起來。總結：高蛋白質飲食會比低蛋白質飲食讓我們減輕更多的體重。[17]

　　鑒於結果相當明確且鼓舞人心，我們可以說：那還等什麼？如果蛋白質能滿足食慾，那就端上牛排和雞排吧！端上煎蛋、牛奶、雞蛋，和所有其他的蛋白質炸彈吧！

　　真的有人（有不少是經過多年一再減肥失敗後）用這種策略控制了體重的問題。很有可能有些人因此救了自己一命，就算他們的飲食方式「客觀來說」（表示對我們大部分人來說）不屬於最值得推薦的那種。這種飲食到底有什麼特色，我們之後還會仔細地檢視。

　　我們先留在整體面向上。如果不是只考慮減肥，也考慮到長期的健康和老化的現象，那很可惜，肆無忌憚地攝取蛋白質不會再是那麼簡單。關鍵性的難點在於：特定的蛋白質攝取太頻繁會加速老化。這些蛋白質攝取過量，會提高許多老年疾病的風險。你會在下一章得知是哪些蛋白質，我們又如何在體重和健康中間取得平衡。下一章的結尾可以看到一個「蛋白質指南針」，整理出可以多吃和應該少吃的蛋白質，讓你一目了然。

第 2 章

蛋白質 II：
成長和老化的驅動引擎

阿特金斯死於自己發明的飲食法嗎？

2004 年初，《華爾街日報》收到一篇來自紐約市政府法醫的報告，它原本是極端機密，不對外公開的。文件上面蓋著「機密」章，日期是 2003 年 4 月 17 日，報告跟一個在這天去世的男人有關，他叫做羅伯特・阿特金斯（Robert Atkins），阿特金斯飲食法的發明人。[1]

在那之前，人們聽到的是阿特金斯 72 歲的時候，早上走路去上班途中在紐約一條結冰的人行道上滑倒，撞到頭部，死於頭部外傷引發的症狀。看起來是意外導致致命。

但是法醫的報告卻顯示，這個意外事故並沒有說出全部的實情。無論如何，報告引起了各種揣測。醫生手寫的報告中有縮寫如 MI，CHF 和 HTN。MI 代表 Myocardial infarction，也就是心肌梗塞，CHF 是 congestive heart failure，意思是充血性心力衰竭，[2] 而 HTN 是 hypertension 的縮寫，高血壓。不論直接導致他摔倒的原因

為何（結冰的人行道？心臟衰竭或心肌梗塞？），阿特金斯醫生顯然有嚴重的心臟病。此外還可以確定，在去世前一年，2002 年，他曾經有一次心搏停止，據說是因為病毒感染。[3]

過去阿特金斯粉絲和鄙視者之間的論戰重新燃起。追隨者強力捍衛教主的飲食法，反對者心中現在沒有了疑問：很明顯，阿特金斯飲食法害死了阿特金斯！

姑且不論去探究這個案例的實情很困難，我們也可以認為，阿特金斯的病歷是他私人的事，跟我們沒有關係。但是反對者的論點是，他的飲食法世界聞名，地位遙遙領先。

阿特金斯（很謙虛地）用自己的名字為飲食法命名，並且用全副精力推廣。有些照片上他對著鏡頭，拿著平底鍋，裡面裝著煎過的培根和荷包蛋，或是拿著大副的牛排餐具在一大塊烤牛肉前面擺姿勢，露出享受的笑容。阿特金斯不僅宣傳阿特金斯飲食法，也**在生活裡實踐**。

除此以外，身為醫生的阿特金斯博士不僅承諾他的病人可以「不用挨餓減肥」，還保證會得到全新的生命活力、幸福，特別是健康。「阿特金斯飲食法也許是唯一積極注意你健康的飲食法」，1992 年阿特金斯宣傳他的著作《新阿特金斯飲食法》，明確宣告可以保護我們不受到那些後來證實他也罹患的病痛所苦：

「阿特金斯飲食法」是一種高能量的飲食。它……為許多最知名的健康障礙提供長期的解決方法：倦怠、易怒、憂鬱、注意力不集中、頭疼、失眠、暈眩、許多形式的關節和肌肉疼痛、胃食道逆流、大腸發炎、組織積水、經前綜合症，甚至尼古丁上癮……此外還有高血壓、糖尿病，和大部分的心血管疾病，對這種飲食法的反

應特別快。當我開出這個飲食法時，我是執業的心臟病醫生，在我的病人中有 30% 到 40% 現在還來找我看心血管疾病。你一定可以想像，我的成功有多少是植基於這個飲食法對心臟的好處。

阿特金斯是低碳飲食教主的化身。按照他的設計，想要減肥的人可以依自己的喜好盡情享用肉、魚、乳酪、香腸、培根、奶油、鮮奶油和蛋，但是必須放棄碳水化合物如糖、麵包、馬鈴薯、麵條和米。能量的攝取不僅有很高的比例來自脂肪，蛋白質大概也不會太少：將近 30% 的卡路里攝取量來自（主要是動物性）蛋白質，[4] 遠遠超過我們一般攝取的 14% 的蛋白質。看過上一章之後就不會驚訝，這個分量的蛋白質在我們身體裡會引起飽足感。

阿特金斯飲食法（根本就是低碳飲食）直到現在都廣受歡迎不是沒有原因的。而且事實上：對於減重，阿特金斯飲食法在測試中的成績非常亮眼，尤其在短期上有成效。節食是十分個人的事情，但是總體來說，只有少數的飲食法能像阿特金斯飲食法一樣，能夠這麼快速融化掉這麼多公斤的體重。

加州史丹佛大學的研究團隊在幾年前比較了 48 個嚴謹的飲食測試，結果公布在有聲望的《美國醫學專業雜誌》（*JAMA*）上。結果可以綜合如下：採用阿特金斯飲食法，6 個月後每個人平均減輕整整 10 公斤，如前所述每個人之間的差別很大。[5] 雖然跟競爭對手相比，這個成績不是特別突出，但是阿特金斯至少允許大家想吃多少就吃多少，這不是大多數的飲食法能夠主張的。就這點來說，這個比較不是真的公平，結果仍然替阿特金斯加分。

然而數據也顯示，這個特別的好處會隨著時間失效。通常測試者在節食了半年後（無論是用那一種飲食法）體重又會慢慢增加。

他們會慢慢偏離飲食法，再度回到舊有的飲食習慣。一年後，平均減輕的體重「只有」6公斤。在這個時候，阿特金斯飲食法和其他飲食法之間的差別已經大幅消失，也因為現在有低脂飲食法，成績（稍稍）好一點。[6]

當然每種飲食法的研究者都希望能找到乖乖服從的測試者。但是現實卻是，只有極少數的測試者百分之百地遵守分配給他們的飲食準則（很容易理解。你想想，我們在一個科學實驗中經由隨機原則進入一個特定的飲食組，被稱為「隨機分配」。我們不能選擇從現在起每天都得遵行的飲食法，如果不合口味，就只能說是運氣不好）。大部分的測試者多多少少會作弊或是執行馬虎。隨著幾星期、幾個月過去，無可避免會越來越粗心大意。幾乎所有的飲食法都會出現這種情形，尤其在極端的減肥計畫中情形更嚴重，而阿特金斯飲食法對許多人而言，就屬於這種極端的減肥法。[7]

還有一個值得注意的研究結果：阿特金斯飲食法雖然在一開始相當可口（我不想形容成大吃大喝的盛宴），但是對大部分人來說，長時間下來也不會像起初聽到時那樣吸引人。許多人無法貫徹下去。

這裡卻很諷刺地藏著好消息。因為特定的高蛋白質飲食（阿特金斯只是最有名的例子）儘管在快速減肥上很有效，長久下來卻比較不健康，而「比較不健康」還是很含蓄的說法。本章的主要目的在發掘如何利用強調蛋白質飲食法的優點，卻不用承受傳統阿特金斯飲食法對健康帶來的缺點。

中年的時候，我們需要的蛋白質比較少

　　幾十年前就已經有第一批跡象顯示，太多蛋白質對健康有不良的影響，而阿特金斯（如果他願意）也會知道。例如早在 1970 年代就有一個刊登在著名專業期刊《自然》（*Nature*）的研究透露，有個非常簡單的方法可以讓老鼠變成心臟病和腎臟病病患：只要把飲食中的蛋白質比例提高到阿特金斯飲食法的水平就好了（圖 2.1）。[8] 在過去幾年，長久以來的懷疑得到證實，類似的結果也可能適用在我們人類身上。[9]

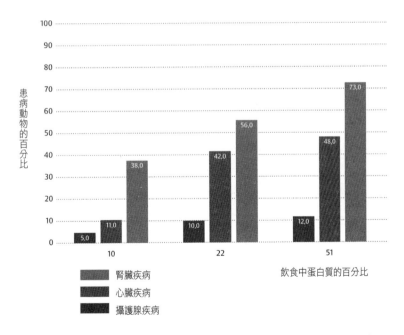

圖 2.1：飲食中蛋白質的比例越高，老鼠就越常受到各種病痛的侵害。[10]

2014 年在全世界不同的實驗室發表出一連串引人注目的研究，結果指出，高蛋白質飲食習慣甚至可能會加速老化，並縮短整體的壽命，這些研究結果讓蛋白質的特定名聲不脛而走。研究中有一位權威學者主要不是營養專家，而是一位名叫瓦特・隆國（Valter Longo）的老年學研究者，來自洛杉磯南加大。隆國是大學「長壽研究所」的所長，他把多年來精細的研究結果做了以下總結：

我們研究了簡單的生物，但也研究了老鼠，一直到人類，可以讓人信服地證明，高蛋白質飲食——尤其當蛋白質是來自動物身上——幾乎跟抽菸一樣傷害你的健康。[11]

跟抽菸一樣！我的天！這位科學家是如何得到這麼極端的結論？這個結論真的有根據嗎？隆國和他的團隊分析了將近 6400 名年齡在 50 歲以上人士的飲食資料。結果發現，介於 50 到 65 歲的中年人攝取大量的蛋白質（占卡路里攝取量的 20% 或更多），必須預期死亡的風險會大大提高。

簡短說明一下：我們都知道，人的死亡風險一直是百分之一百，所有的長壽研究到現在為止也不能改變什麼。如果你讀到死亡風險被提高或是被降低，那是指在研究（有限的）觀察期之內。換句話說，在這個例子中，當然不可能所有 6400 人都在長達 18 年的觀察期中去世，而是只有一部分的人。如果大量攝取蛋白質，這個風險會很驚人地提高 74%。罹癌風險甚至提高四倍多，這對飲食研究來說數量很不尋常，真的比較常出現在抽菸或是酗酒的情況中。[12]

但是無論這個關聯有多明確，光是一個相關性還不能證明，太多蛋白質也是癌症和其他疾病的**原因**。就像科學術語習慣說：「相關性不能證明因果關係。」有可能，這些特別愛吃蛋白質的人，不管什麼原因，整體來說，生活方式比不愛吃蛋白質的人要來得不健康，這才是讓死亡風險和罹癌風險升高的原因，不是因為蛋白質。

相關性與因果性的兩難是無數飲食研究的基本問題，已經引起許多混亂並釀成災難。不少飲食神話的根源就在這裡。例如搞混了相關性和因果性，也就是咖啡為什麼有很長一段時間名聲不好的原因。曾經有跡象顯示，常喝咖啡會提高死亡風險，直到人們發現，咖啡實際上會降低死亡風險。問題在哪裡？咖啡的飲用者在趨勢上有較多吸菸者。把這個干擾因素除去，就能證明咖啡本身具有保護的功能。[13]

所以關鍵的問題是：高蛋白質飲食真的會**造成**癌症嗎？為了檢驗這個問題，隆國和他的工作人員在一個（我認為遊走在道德邊緣的）實驗裡，在母老鼠身上移植了兩萬個乳癌細胞，並讓牠們攝取不同的飲食。因為癌細胞和顯微鏡下的小腫瘤一直不斷自動生成，情況和我們人類一樣，所以最終患病的標準端視癌症是否會發展，以及會發展多活躍（從某個年紀開始，我們許多人身上就潛伏著迷你腫瘤，幸好它們不會不受控制地生長，並要了我們的命）。[14]

在這一點上，飲食扮演了一個至關重要的角色。飲食也會供給癌症細胞營養。所以在 18 天後，**所有**攝取高蛋白質飲食的動物身上毫無例外地**全部**都有腫瘤形成。相對的，低蛋白質組形成的「腫瘤傾向」只有 70%。這表示，藉由減少飲食中的蛋白質可以防止一大部分的腫瘤生成，**雖然**在皮膚下已經有兩萬個癌細胞！[15]

如果我們回想蛋白質到底有什麼好處，這些研究結果也有生物

學上意義。蛋白質的作用在建構身體，它是細胞發育的基本建材。身體細胞內部有專門的分子，它們記錄這些細胞是否可以成長。在這方面有個主要的控制分子，叫做 mTOR（mechanistic target of rapamycin，雷帕黴素的機制上的作用標的）。[16] 這個 mTOR 分子在我們的細胞裡等待著，並觀察食物和能量的情形。如果供應情況良好，mTOR 就可以放心地給細胞成長的訊息。我們的細胞現在可以變大變胖，並且進行分裂，也就是繁殖。身體組織就是用這種方式生長，例如肌肉組織。

　　mTOR 主要會被蛋白質搖醒。沒有蛋白質，mTOR 就不會活動。所以蛋白質就是讓細胞成長的關鍵訊息，這也不會讓人太訝異，因為我們的細胞主要就是由蛋白質所構成的。[17] 也難怪健身的人都愛蛋白奶昔。我們可以用一個簡單的公式來確定（箭頭代表「活化」）：

蛋白質→ mTOR →細胞生長

　　當我們還是小孩子成長發育時，組織不斷成長當然是好事。可是到了某個時候，大部分就已經「發育完成」了。雖然成年人還是需要某種程度的成長，只為了取代老去的細胞，例如皮膚細胞和其他的組織和物質，但是需求量不比年輕的時候大。誰現在還開心地大口吃進蛋白質，讓 mTOR 高速運作，會太常刺激身體繼續成長，而我們的身體細胞可能比較願意做些輕鬆的工作。在這些蛋白質和 mTOR 的驅動下，細胞擴建再擴建，即使擴建的火力跟需要不成比例。建造出來的產品大部分是由蛋白質構成，堆積在一起（沒有被拆除），它們「集結成塊」，摧毀了細胞，例如阿茲海默症

的腦部細胞。我們可以說，細胞成長突變為細胞老化：

蛋白質→ mTOR →細胞老化

如果讓老鼠做蛋白質減量的飲食循環（一星期低蛋白質，下個星期正常飲食，然後再低蛋白質飲食），會延遲有阿茲海默症傾向老鼠的病情發展。一個原因是：神經細胞中累積的有害蛋白質減少了。[18]

請不要誤會：蛋白質和 mTOR 都不「壞」，剛好相反，沒有它們我們活不下去。mTOR 的活動量太少，長期來看也對健康不利，特別是在肌肉細胞，它們會因此慢慢地萎縮。但是典型的西方飲食方式太誇張，刺激身體在一個生命階段裡過度生長，而在這個階段裡，這種成長程度所造成的傷害會比益處還多。我們的細胞比較能從維護保養工作裡獲益，而不是從繼續成長中得到好處。例如，如果細胞能得到喘息的機會，清除掉身體裡堆積的「建築廢料」，這將會對細胞特別有療效。這個過程稱為「自噬」，我們還會進一步詳細觀察它。mTOR 活躍的時候，會阻擋這個有益的自我清潔功能。

如果身體細胞一直被刺激生長，這也會很危險，因為除了生長，癌症沒有其他更愛做的事了。而蛋白質是構成新癌細胞的主要原料。[19]由於這個原因，蛋白質太豐富的飲食和因此產生過於活躍的 mTOR 會成為理想的癌症細胞培養基。（順便一提，也有些物質和食物可以積極抑制 mTOR 的活動，如前面提到也許可以延長壽命的咖啡，[20]例如綠茶裡的物質[21]或是橄欖油。稍後再來談。）

簡單說，mTOR 是一種老化的總開關。蛋白質不僅會驅動

mTOR，還會推動身體其他促進生長的訊息傳遞物質，所以這些訊息傳遞物質被稱為「成長因素」。例如蛋白質會刺激有危險性、跟胰島素很類似的成長因素，縮寫為 IGF-1（第一型類胰島素生長因子），以及促進生長的荷爾蒙胰島素。

在生命後期，大約從 65 歲開始，IGF-1 的水平會大幅下降。[22]mTOR 的活動也會衰退，至少會出現在肌肉細胞。[23]肌肉細胞和所有其他的身體細胞一樣也會老化、萎縮，並逐漸死亡，不會被充分地修復和取代。這所有一切導致肌肉常常隨著老化慢慢地流失，我們的手臂和腿會變得纖細無力。相關的專門術語是「肌少症」。（從 40 歲開始，身體一天天在流失肌肉細胞，使得我們在老年的時候只有年輕時肌肉量的一半。為了預防肌肉細胞流失，最遲從 40 歲開始，每個星期都要做重量訓練，所以我替自己買了不少訓練器材，還買了所謂的壺鈴，現在經常固定做盪壺練習。[24]）

這也許可以解釋一個令人吃驚的現象，也是隆國和他的團隊在分析數據時遇到的：大約從 65 歲開始，高蛋白質飲食的有害影響消失了。有部分是因為這個關聯自己改變了：雖然高蛋白質飲食跟以前一樣還是會提高特定疾病的風險，例如糖尿病。但是從 65 歲開始，總體來說，多吃蛋白質會有好的影響：高蛋白質飲食會降低**整體**的死亡風險。

這並不是拯救蛋白質聲譽的唯一希望。除此之外，隆國的研究團隊還確定了一個值得注意的現象：只要把分析侷限在**植物性**蛋白質上，蛋白質的不良影響就消失了，不論是哪個年齡層。[25]其他科學家團隊的研究也證實了這個結果。根據較新的分析，攝取植物性蛋白質甚至會**降低**死亡風險！[26]

基於神祕的原因，攝取的蛋白質是來自動物還是植物，對我

們的身體有很大的差別（並且部分導致矛盾的效果）。為什麼會出現這種情形？這對我們的飲食有什麼具體意義？真的沒有我們需要，而且對我們好的動物性蛋白質嗎？原始人不是吃一大堆肉而活的嗎？

石器時代飲食的優點和不確定性

如果讓動物，比如說蒼蠅或是老鼠，在不同的「飲食」中自由選擇，飲食含有不同比例的蛋白質和碳水化合物，那麼動物不會選擇讓牠們最長壽的食物，而是最能增加繁殖成功率的飲食組合。換句話來講：動物選擇能提高繁衍最多後代機率的飲食方式。

例如一隻老鼠會下意識確保牠得到足夠的蛋白質，以便能快速生長，並儘速繁殖後代。這種方式會讓這隻老鼠在以後的生活上（如果有幸能夠活到老年）受到心臟病和腫瘤的折磨。這對大自然而言無關緊要，最重要的是基因得以複製。[27]

一隻雌性果蠅如果攝取蛋白質和碳水化合物比例是 1 比 16（一份蛋白質搭配 16 份碳水化合物），這樣飲食能活得最久。但是比例在 1 比 4 時能下最多的蛋。如果讓它們在超過半打不同比例的蛋白質和碳水化合物的溶液中自由選擇時，它們會選擇哪一種飲食呢？沒錯，它們選擇比例是 1 比 4 的溶液。如此一來可以將蛋的生產量極大化，但要為此付出存活的時間。[28]

可以簡單地說：把蛋白質大口吃進身體的人是在為人類的演化服務，執行大自然的任務，並幫助基因繁衍下去。然而這一切要以自己的長期健康為代價！

我認為這個看法也解釋了目前很流行的石器時代飲食，在我

看來，它的基本理論在某一方面是值得推薦的。根據史前飲食的原則，體重過重和疾病乃因為我們偏離原始人的飲食太遠，「我們生來是為了這種飲食而存在」。若是照以前、早已過去的時代一樣飲食，反而會讓我們纖瘦健康（「石器時代」代表舊石器時代，標誌了距今大約兩百五十萬年前，剛開始製造第一批石器工具的史前時期，直到距今約一萬年前開始耕種為止）。[29]

石器時代飲食有幾個明顯的優勢，我們在選擇肉類時就已經看出。在石器時代沒有工業製的垃圾食物（可樂、紅椒洋芋片），所以這種飲食法嚴格拒絕這類型的「食物」，這當然對健康和身材曲線非常有益。所以，如果理解正確，舊石器時代飲食**可以**非常健康。

但是如果把舊石器時代飲食的重點理解為盡可能多吃烤牛排，畢竟肉類占了石器時代人們飲食的絕大部分，那就會產生一個問題。第一，我們永遠無法確切知道一百萬年前的祖先到底吃了多少肉。更重要的是：一個普通的石器時代人吃什麼，並不一定符合讓人長壽的飲食方式，因為這完全不是演化的主要「目標」。在這方面，大自然追求的重點跟我們不一樣。演化的重點不是在於讓果蠅或是老鼠健康地老去。對大自然而言，一個人是否能夠慶祝 80 歲的生日，並且和孫子們打最後一輪網球，也無關緊要。它更關心的是我們把基因傳遞下去，而這件事大部分早在 80 歲生日前就完成了。如果豐富的肉類和（動物性）蛋白質讓我們在年輕的時候肌肉發達，健康和有生殖力，但是長期下來讓我們生病，這還是完全符合演化的目的！[30]

我同意舊石器時代飲食：對，肉類最有可能是我們的天然食物。但是很可惜，對於多少分量在長遠來看才是對我們有益，這個

飲食法沒有透露很多。有可能我們用多肉飲食為基因做了一件很有益的事，卻在自己的壽命和現今可以預期的壽期上幫了倒忙。

　　實際上，絕大部分的研究結果都說，長時期頻繁大量地食用肉類不健康。所以我們應該與紅肉（牛肉、豬肉）保持距離，對工業加工過的肉類製品（香腸、火腿、義大利香腸等）要更加嚴格。特別是後面幾種，程度上遠超過其他肉類，屬於最不健康的蛋白質來源。如果你只想放棄一種肉類來源，最好放棄這種經過人工變形的食物。[31]

　　這裡簡短描述一下這種比例關係：每天吃 60 克加工過的肉類食品（相當一小根維也納香腸）的人，跟每天只吃 10 克（粗略估計是每星期吃一根小香腸）的人相比，死亡風險就已經提高了22%。就紅肉而言：每天攝取 120 克，例如一大塊牛排，跟每天吃20 克相比，死亡風險提高 29%。[32]

　　我以前幾乎每天吃肉，晚餐沒有肉對我來說是一種不好笑的笑話，怎麼說就是不「完整」，讓我心情不好的好方法。我花了很久的時間才改變了這個習慣。然後有一段很長的時間挑戰烹煮沒有肉的菜餚，並且煮得很豐盛。這是行得通的！稍稍練習就會越來越得心應手。

　　如今我一年可能會犒賞自己吃幾次特別的野味，或是草飼牛的牛排。總體來說，一個月吃一到兩次的肉，優先選擇放山雞。嚴格避免來自大規模飼養的「工業肉」和加工過肉品，首先也是出於感情與道德因素，因為我已經不忍心吃下受到折磨的動物的肉。（在這裡不是要評斷他人，我只是說我不忍心，而我過去那麼多年來都沒有思考過這個問題。我以前從來沒想到，剛剛享用了幾分鐘的那塊肉受過了一輩子的罪……）[33]

簡短說明一下，我並沒有完全不吃肉，而且為了健康的理由也不必要。只是我們把每天把肉端上桌視為理所當然，我覺得是個陋習。我喜歡「星期天的烤肉」。和往常一樣，我只在慶祝的時候吃肉，例如一家人圍坐在一起時，我也很喜歡烤個肉，買附近農莊的肉。那裡的動物在戶外受到人道飼養，不會特別用精飼料育肥。現在寫這幾行字的時候，我發現，我已經不再對肉念念不忘了。

動物性和植物性蛋白質的區別

問題：肉吃那麼少，從哪裡獲取蛋白質呢？從植物！提到蛋白質我們自動會想到肉類，其實還有很多植物和菇類也是由可觀的蛋白質構成。大象、河馬和大猩猩都是草食性（**只吃草、葉**），對牠們的身體構造和肌肉看起來沒有太大的損害。優良的植物性蛋白質來源有：豆子、小扁豆、雪蓮子、小麥胚芽、燕麥片、碎小麥、藜麥、莧菜，種子如亞麻仁、奇亞籽、葵花子、南瓜籽，以及自然的堅果、花生醬和杏仁醬。蔬菜（例如青花菜、菠菜、蘆筍）也常常含有相當多的蛋白質。[34]

如前所述，植物性蛋白質不僅**無**害，甚至能預防疾病。例如動物性蛋白質帶來高血壓和糖尿病的風險，而植物性蛋白質跟降低血壓以及較低的糖尿病風險有關聯。[35] 根據哈佛大學一項新的大型研究，多吃植物性蛋白質，例如豆類、小扁豆和堅果，可以預期的壽命比較長。[36]

為什麼植物性蛋白質比動物性蛋白質健康並沒有完全得到解釋。至少可以考慮兩個原因。蛋白質由胺基酸的成分組成，總共有20種不同的胺基酸。有些胺基酸如精胺酸（Arginine）和麩醯

胺酸（Glutamine），可以由身體自行合成（非必需胺基酸）。其他
的胺基酸如甲硫胺酸（Methionine）、白胺酸（Leucine）、異白胺酸
（Isoleucine）、纈胺酸（Valine）和色胺酸（Tryptophan），必須從食
物中攝取（必需胺基酸）。植物性和動物性蛋白質由不同的胺基酸
特性勾勒出特質。這可能造成了一部分的差異。

　　大致來說，動物性蛋白質含有較多的必需胺基酸，如甲硫胺
酸。植物性蛋白質含有較多的非必需胺基酸，如精胺酸。[37]而太多
的必需胺基酸看起來會對健康不利和促進老化。例如前面提到對罹
患阿茲海默症老鼠所做的實驗，階段性特別不給予必需胺基酸，並
在飲食中添加非必需胺基酸——阿茲海默症被遏阻了。[38]

　　一個重要的必需胺基酸是甲硫胺酸。它是個很特殊的例子，因
為每一個蛋白質（不外乎是個被折疊起來串連在一起的胺基酸鏈）
都是由甲硫胺酸開始的。如果缺乏甲硫胺酸，身體就會停止自行生
產蛋白質，建造的火力就會停止。

　　長久以來讓許多動物，例如果蠅、老鼠和家鼠，延長生命的
方法在於讓他們攝取低卡路里的飲食。一直到前幾年人們才發現，
如此嚴苛的飲食法根本沒有必要：只要減少**蛋白質**的量就足夠了。
（相反的，我們也可以在低卡路里飲食中加入必需胺基酸，就可以
破壞它延長壽命的效果。）只要限制必需胺基酸甲硫胺酸，果蠅、
老鼠和家鼠就可以活得比較長。[39]

　　這樣的研究結果還是暫時的，但已經讓一些樂觀者興高采烈
地宣傳減少甲硫胺酸的飲食，期望用這種方式擺脫老化。這樣的飲
食法只能用精心設計的全素食才能辦到，不只要完全放棄動物性產
品，還要放棄例如巴西堅果、腰豆，和許多其他東西。[40]為了繼續
稀釋蛋白質的攝取量，依照一個相關「研究」的作者建議，可以攝

取「大量的水果、葡萄酒和（或者）啤酒」。[41] 這種長壽飲食法倒是別具一格！

但是說真的：我很期待在這方面還會出現什麼新認知。例如有跡象顯示，某些癌症類型對胺基酸甲硫胺酸有反應，所以可以用減少甲硫胺酸的飲食來輔助特定的癌症治療法。[42]

但是整體來說，如果我們的命運只取決於一種胺基酸，這種想法對我而言有點簡單到不真實。在這裡先透露：對的，全素飲食**可以很健康**（不管有沒有甲硫胺酸）。正確的理解是，如果不是只吃洋芋片和可樂，全素的飲食方式可算是最健康的飲食方式，我們馬上可以看到（很重要：不要忘了維生素 B_{12}！更多資訊可參考第 11章）。單從健康技術的層面來說，我們沒有必要過全素的生活。有些研究結果顯示，還有飲食可以比全素更健康。據推測，有一些動物性蛋白質非常健康。我們現在就來看看是哪些。

優格如何預防體重過重，讓身體變年輕

植物性和動物性蛋白質的區別不只在胺基酸的組成不同。至少有件事一樣重要，蛋白質會以不同的「整體包裹」出現。我們不可能用刀子（無論它多鋒利）把蛋白質從豬排或大鍋菜裡剔出來。

大部分的肉類蛋白質會提供我們大量的飽和脂肪酸，這種脂肪酸在蔬菜裡幾乎不存在。肉類有時也含有較多的鹽，也可能有較多的鐵和其他物質，超過對我們有益的量（實際上我們現在還不知道，紅肉和加工肉品到底哪裡對我們人體有害）。蔬菜除了蛋白質外，還常常提供我們大量的膳食纖維和其他物質，部分有遏止癌症的效果，並能減緩老化的過程。

　　這個「包裹原則」在兩種動物性蛋白質來源上也扮演了重要角色，我在這裡想要替它們說話，因為它們有促進健康，甚至能讓人年輕的效果：優格和魚。

　　先從優格開始說起。優格不單單是濃稠的牛奶，是一種利用乳酸菌「發酵」過的牛奶，也就是說它先被消化過了。這些菌將部分的乳糖轉化成有機酸，由於不同的菌株發酵使得優格成為一種獨一無二的食品（克非爾〔Kefir〕跟優格類似，也許也有相似的治療效果）。[43]

　　在一連串的實驗中，美國麻省理工學院（MIT）的研究者讓老鼠吃富含脂肪和糖的飲食。結果隨著時間下來，這些動物不只外表變胖了，體內的內臟脂肪也腫起來，像顆氣球一樣。前面曾經提過，內臟脂肪從新陳代謝來看是有害的脂肪，它堆積在腹腔內部，並且像腺體一樣分泌出發炎物質，導致各式各樣的併發症。

　　令人驚訝的是，這種脂肪可以完全避免，只要在速食之外再給老鼠吃一點優格。[44]這個大有裨益的效果顯然主要不是來自蛋白質或是其他的營養素，例如鈣質，而是來自乳酸菌。

　　MIT 的實驗得到證明，我們根本不需要餵吃速食的老鼠吃優格才能達到「瘦身效果」。只需要在牠們的飲用水中添加優格中的乳酸菌就夠了。特別令人吃驚的是，儘管那些得到乳酸菌的老鼠吃的速食跟控制組的老鼠**一樣多**，但是與後者相比，牠們不會變肥。這又再一次證實了，變胖或是保持苗條的身材不光是攝取多少卡路里的問題，絕大部分跟我們**吃的食物**有關。[45]

　　如果我們吃優格，優格會發生什麼變化？它會通過胃進入小腸，接著進入大腸，在那裡，特定的乳酸菌會對免疫系統和因它而產生的發炎過程發揮有利的影響，而且不只在腸道裡，也會在身體其他部位。具體結果是：我們的免疫系統會受到抑制，發炎過程減

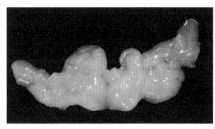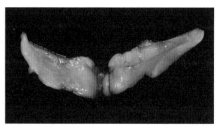

圖 2.2：左邊是一隻老鼠腹腔內部的脂肪，這隻老鼠被餵速食。右邊是吃同樣多速食的老鼠的腹腔脂肪，但是牠們從飲水中額外獲得乳酸菌。[46]

緩。這正是在體重過重者和老年人身上所樂見的。我們雖然需要一個警覺性高的免疫系統來預防感染。但長期來看，太過勤奮的防禦系統也會摧毀自己的身體組織。

這些關聯在細節上很複雜，也還沒有研究透徹。但很清楚的是，我們的免疫系統在一生中也會受到連累。這一方面導致我們在老年時容易生病，並且對感染沒有抵抗力，一個流感或是肺炎就會威脅到生命。

另一方面，當免疫系統完成了任務並戰勝了入侵者之後，運作良好的免疫系統也必須能積極地讓攻擊性強的身體軍隊撤退。在老年的時候，我們似乎也漸漸失去了對免疫系統的控制力，就好像之前被嚴謹領導的軍隊現在潰散成無政府狀態。說得更詳細一點：老年的時候，我們的身體常常會有輕微的發炎。

也許是一生中老去和死亡細胞的堆積，或是其他分子的廢物，導致免疫系統經年累月被號召去清除「陳年垃圾」，但是徒勞無功。

在人生的後期，體重過重的情況也會增加，而體重過重也會引發發炎。當我們變胖，不只脂肪細胞會增加，每個細胞也會變胖。

到了某個時候，脂肪細胞在狹窄的空間裡大為膨脹，因此阻斷了彼此的血液供應。情況會繼續發展下去，直到有些脂肪細胞（脂肪細胞也需要氧氣生存）活活悶死，而這就會像一個傷口一樣，免疫系統會啟動以清理斷垣殘壁。[47]

不論確實的原因為何，體重過重和在老年常見的是，就算沒有感染，例如傷風感冒，體內經常有過高的發炎物質。重點在於：發炎會觸發幾乎所有的老年疾病，包括有糖尿病、動脈硬化、癌症和阿茲海默症。發炎有可能會推動老化的進程：

慢性發炎→老化／老年疾病

從所有這些研究結果中可以歸結出一個經驗法則：能夠減緩發炎的食物就能保護健康，甚至能抑制老化。此外還能防止體重過重。很多植物化學成分（植生素），例如黃色薑黃根的薑黃素或橄欖油裡的特殊物質如 Omega-3 脂肪酸，它們能夠發揮遏止發炎的效果（之後還有更多內容），特定的乳酸菌也是。

在一個實驗中，MIT 的研究員餵年老的母老鼠吃優格。結果牠的皮毛看起來比沒有吃優格的同年紀夥伴還要光亮和年輕，也許是因為皮膚裡的發炎被削弱了。在公老鼠方面，乳酸菌避免了老年常見的睪丸縮小。實驗顯示：牠們體內的睪丸酮含量保持得跟年輕時一樣高，這些公老鼠比較瘦，比較活躍，有較多的肌肉量，毛量也比較多。[48]（這個研究**沒有**受到達能集團的補助。）

優格和乳酸菌在我們人類身上也會發揮正面效果。就像在序裡已經提到的，哈佛大學一項大型研究記錄了超過 12 萬人幾十年來的飲食習慣，發現優格是頂級的「減肥食物」：優格吃越多，體重

增加的越少，體重過重是中年人常遇到的問題。另外，這不只適用
於低脂優格。根據一項西班牙的研究，努力攝取有**正常**脂肪含量的
優格會讓腰部苗條。[49] 總結來說，奶製品的含脂量並不具備關鍵角
色（針對體重、健康）。發酵比較重要！

　　不同的實驗也證實了乳酸菌可以幫助減肥。有一個研究中讓
125 個體重過重的男性和女性進行 12 週的節食，其中一半的飲食
中添加了乳酸菌。節食之後的 12 周，所有人又可以吃正常分量的
食物。一半的測試者還是得到乳酸菌，其他的人得到安慰劑。

　　先報告壞消息：在男性測試者身上，乳酸菌似乎沒有在不同的
節食組別中造成差異。在女性測試者身上的差異就格外明顯。節食
餐加上乳酸菌不只讓她們比控制組減輕更多的體重和更多的脂肪。
讓人印象特別深刻的是，即使停止節食後，體重仍然繼續減輕，而
控制組的人已經慢慢復胖了（圖 2.3）。[50]

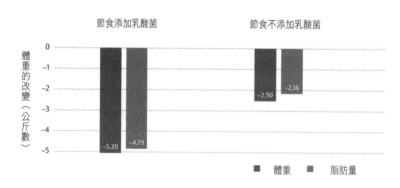

圖 2.3：乳酸菌至少能幫助女性減肥和維持體重：節食結合乳酸菌的人可以甩掉更
多的體重和脂肪。[51]

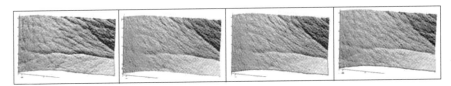

圖 2.4：最左邊的圖是實驗開始時右眼旁邊的皮膚，然後從左到右是這塊皮膚在接受乳酸菌補充後 4 週、8 週和 12 週的情況。[53]

　　就連對皮膚有「恢復青春」的功效都出現第一筆的研究結果了，而且跟老鼠的實驗結果相吻合。在一個研究中，110 位年齡介於 41 和 59 歲之間的女性在 12 週內每天若不是得到安慰劑，就是乳酸菌。乳酸菌似乎不只讓皮膚更有光澤和彈性，臉部皺紋的深度也（微量地）變淺了（圖 2.4）。[52]

　　我不想過分抬高這單一實驗的價值。但是從徵兆上來看，我覺得使用各種據說能抗老化的面霜，或甚至用有癱瘓作用的神經毒肉毒桿菌來遮掩老化，還不如用食物從根本來解決老化問題比較有建設性。如果我們從身體裡面開始阻擋老化，對身體整體而言都有好處，而不是「只」在外表做功夫。

　　我是這麼做的：幾乎每天吃一小碗不加糖的天然優格搭配水果（有時候在中午，但是比較喜歡在晚飯後當甜點）。通常會撒上一把藍莓、草莓或覆盆子，再加上幾茶匙的亞麻仁或奇亞籽、小麥胚芽，有時候也加一些燕麥穀粒、燕麥片或不加糖的麥片，有時候加堅果。

「魚素者」活得最久

　　沖繩島的日本人是世界上活得最長的民族之一，不過只適用較年長的世代，至少要大致按照傳統飲食方式生活的人才算。（年輕人比較喜歡速食，這也明白描繪出，沖繩日本人特別長壽將會成為過去式。）沖繩是屬於日本的島嶼群，離日本本島西南方大約三個小時的飛機航程。老一輩沖繩人的飲食方式從過去到現在都以蔬菜為主，偶爾才會吃一點豬肉。幾十年前，沖繩飲食總體來說不只卡路里含量非常低，脂肪和蛋白質的含量也極少。有一段時間甚至幾乎只攝取碳水化合物，也就是吃當地人非常喜愛的地瓜。但是沖繩人是從二次世界大戰後，飲食透過魚和黃豆以及小份的肉和奶製品補充，才開始特別長壽。[54]

　　而在美國，這個速食的聖地，也能找到目前壽命可能最長的人。只是這群人屬於一個基督宗教團體，名為「基督復臨安息日會」。基督復臨安息日會的教徒不會很快走地進一家麥當勞。他把自己的身體看成「神之家」，所以也用同樣尊崇的心對待。（世界各地都有基督復臨安息日會的教徒，在德國也有，很有可能已經跟我們在一起很久了，只是我們沒有相關的資料。）基督復臨安息日會教徒定期做運動，幾乎沒有人抽菸或喝酒，大部分的人都特別注重飲食健康，許多人（不是所有人）是素食者。所有這些情況都使基督復臨安息日會的教徒比一般美國人更能預期一個少受病痛折磨，而且比較長壽的生命。根據一些研究，這個優勢可以長達 10 年。[55]

　　針對加州七萬名基督復臨安息日會教徒的多年調查，顯示出教徒中有一種長壽排行榜：素食者活得比非素食者久，而素食者中，全素食者的表現又相當好。活最久的是「魚素者」，就是偶爾吃魚

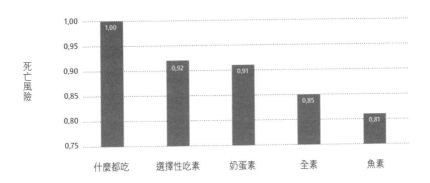

圖 2.5：基督復臨安息日會教徒中的素食者跟不是素食者相比，死亡風險較低。選擇性吃素的人是類素食者，在這種情形下的定義是一個月至少吃一次肉，但是不會超過一個星期吃一次，同時不限制蛋和牛奶的攝取量。這裡奶蛋素的定義是一個月至少攝取一次蛋和牛奶，但是攝取肉（包括魚）的次數少於一個月一次。全素：所有動物性產品都少於一個月一次。魚素：少於一個月一次的肉，但至少一個月一次的魚，蛋和奶製品沒有限制。[56]

的素食者。雖然這又只是一種相關性，但是我認為在這個例子上相當有說服力，因為那些偶爾吃魚（順便一提，優先選擇鮭魚[57]）的教徒，就我們可以看出來的地方，跟其他的教徒基本上沒有差別。

當然還是很可惜，沒有一個實驗讓一組人吃魚，另一組人吃類似但是沒有魚的餐點，來觀察兩者之間是否有健康上的差別。

然而那些少數針對這個主題所做的實驗都是站在魚這邊。[58]大體而言，我們必須仰賴觀察性研究。幾乎所有這些研究都明白指出，吃魚既能降低罹病的風險，也能降低死亡的風險（參考圖2.6）。[59]

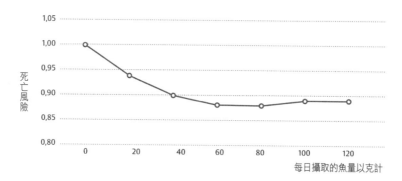

圖 2.6：吃魚會連帶降低死亡風險。這張圖表整合了 7 個觀察性研究的數據。先簡短說明，基本上是如何得到這樣的數字結果：在某一段時間內觀察一個盡可能具有代表性的人群做抽樣（例如說，幾年或者幾十年來觀察幾千個人），同時記錄在這段觀察期間有多少不吃魚的人死亡。隨意將這個風險定為 1（百分之一百）。現在可以將這個風險跟吃魚的人的死亡風險做比較。然後可以看到，吃魚的人在研究期間比較少有死亡的情形。如果握有攝取的數量（就像這個例子一樣），就可以把分析做得更精確些，並且說：每天平均攝取 60 到 80 克魚能帶來最低的死亡風險。[60]

有三個重要的守則：

1. 這個效果**不**適用於炸魚，它可能會提高心臟衰竭的風險，相反的，其他的魚會降低風險。[61]

2. 我們不需要吃進大量的魚。在圖 2.6 可以看出來，就健康的觀點來看，每天 60 克已經達到頂點。根據一項植基於七萬人資料的瑞典新研究，理想數量還要再低一點，而且是介於每天 25 克（女性）到 30 克（男性）之間。多吃的人，死亡風險甚至又會再度提高，特別是女性。[62]因為魚也含有有害物質，我會將攝取量限制在一星期一到兩份的魚。（我一星期大約吃一次到最多兩次手掌般大的魚，每次大約 100 克。）

3. 魚的選擇是關鍵。這裡指的有害物質特別是指甲基汞，尤其會累積在大型、生命週期長的掠奪性魚類身上，例如鮪魚、劍魚和鯊魚，以及條斑馬鮫。巨鯰（大多來自越南養殖場）含有劑量特別高的汞和其他有毒物質（第 9 章有更多資訊）。對於這些魚應該持保留態度，懷孕和哺乳的母親以及小小孩應該完全避免。也要小心鰻魚有可能受到鉛的汙染。鱒魚、一般的鯖魚，特別是鮭魚、鯡魚、沙丁魚、蚌殼、蟹、蝦和蠔的汞汙染通常很低，值得推薦給大家（懷孕婦女應該要避免蚌殼和生蠔，以預防可能的感染）。[63]

此外，解剖能證明在食魚者的腦部真的有稍微較高的汞汙染，這聽起來不太讓人心安。但儘管如此，值得注意的是（根據一項詳細的研究）他們的大腦看起來**沒有**受損害，愛吃魚的人還比較少有阿茲海默症典型的蛋白質沉積的跡象。[64]食魚者和戒肉者一樣，總體來說可測出較大的腦容量。因為大腦慢慢退化是種典型的老年現象，所以我們可以說，食魚者的大腦保持年輕的時間較長。[65]

另外一個研究也有同樣的結果：食魚者的記憶力在老年時退化得較不嚴重。在一項針對 900 個平均 80 歲以上老人的長期調查顯示，一周吃一次魚能減少記憶力的損失。這也特別適用帶有名為 ApoE4 變種基因的人，這種基因會提高罹患阿茲海默症的風險。根據一個計算，每星期吃魚會讓大腦年輕 15 歲！[66]

魚的保護效果也許不是來自蛋白質（無論如何不是主要的），而是 Omega-3 脂肪酸，它跟優格一樣，除了其他作用之外，特別有抑制發炎的效果（詳細內容在第 10 章）。此外，魚還有許多其他寶貴的物質，包括維生素 B 和維生素 D。魚還是稀有但是重要的微

量元素的少數天然來源，例如碘和硒。[67]

依我看，魚還有一個無敵的優點：不需要是烹飪天才就能做出一道高貴的餐點，就連我也能辦到。例如拿一條新鮮的（很多黏液！）鱒魚，清洗，撒鹽和胡椒，然後放到耐烤的盤子裡。放一點迷迭香、百里香，些許香菜等等。喜歡的人還可以放進喜愛的蔬菜。好吃最重要。我覺得番茄和櫛瓜特別適合，洋蔥也不錯。淋上高級橄欖油和一點義大利香醋，幾片檸檬和大蒜，也可以加上一點白酒和肉桂葉。然後送進烤箱（最高溫 180 度）。只消 20 分鐘就是一道晚宴大餐！

蛋白質的總結與建議

蛋白質不只是能量的來源，還能建構身體，特別關係到我們的肌肉組織、血液、骨骼、免疫系統等等。有些荷爾蒙和許多其他的訊息傳遞物質同樣是蛋白質分子。mTOR 也可以轉譯出蛋白質。對於「建材」蛋白質，我們需要嚴格的最低數量來維持生命，不能由另外兩個能量載體——碳水化合物和脂肪——取代。如果得不到這個最低量，我們就會跟其他的動物一樣一直吃個不停，直到對蛋白質的飢渴得到滿足為止。

反過來說，我們的身體不能像儲存碳水化合物和脂肪一樣，很有效地儲存過剩的蛋白質。基於這個原因，我們要比較嚴格地調節蛋白質攝取：在正常情況下，蛋白質不要攝取太少也不要太多（蛋白質效應）。通常蛋白質的攝取數量占攝取總能量的 15% 左右。

成功的節食餐一般來說的特色是蛋白質量被提高，因為蛋白質是三大營養素中最能讓人飽足的。當我們對蛋白質的需求被滿

足了，就會傾向停止進食（這不是絕對的：身體當然不只需要蛋白質，還需要特定的脂肪、維生素、礦物質等等）。因此，想減肥的人應該考量這個蛋白質原則，並且用富含蛋白質的飲食來做實驗。

　　焦點放在健康老化上的時候，選擇正確的蛋白質是關鍵。例如像阿特金斯的飲食方式，它把重點放在（紅）肉、火腿、香腸等等，雖然能快速減輕體重。結果很鼓舞人心，就個例而言可能很有用，特別具有短期的效果。長遠看來，太多這類動物性蛋白會加速老化，並提高各種老年疾病的風險。

　　其實還有特別健康的蛋白質來源可以達到類似，甚至更好的飽足感 [68] 以及減脂的效果。包括魚、海鮮（禽類是其次的選擇）、優格（乳酪方面的凝乳也含有很多的蛋白質）、菇類，和一般來說所有的植物性蛋白質，特別是小扁豆和豆子，青花菜和其他蔬菜，還有種子、核仁和堅果（給每個人的建議：每天吃兩把堅果。我個人很愛堅果，所以吃比較多）。其他遵循方向可以參考「蛋白質指南針」。[69]

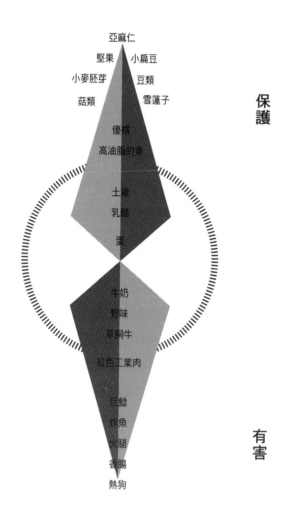

蛋白質指南針

最健康的蛋白質來自植物和食用菇。動物性來源中特別值得推薦的是優格和魚。
對於豆莢類如小扁豆，豆類和雪蓮子在第六章還有更多資訊。應該要克制的是紅
色的工業肉、巨鯰（第十章）、炸魚，和加了很多工的肉製品，如火腿、香腸和熱
狗。

第 3 章

插曲：
你是理想飲食的關鍵佐料

什麼比較（不）健康：碳水化合物還是脂肪？

特定適當的蛋白質攝取量對我們來說最理想（不太少也不太多），如果真的如此，那也表示我們可以或是必須在其他地方多補充。蛋白質一般只占卡路里總攝取量的 15% 左右，理論上來說盤子還有 85% 是空的。應該拿什麼來填滿剩下的部分呢？剩餘部分應該來自哪一個主要營養素？碳水化合物還是脂肪？兩個主要營養素中哪一個比較健康？

問題聽起來好像很簡單，不具危險性。但是提這個問題的人要做好心理準備，這就好像跳進亞馬遜河，河裡有一大群沒吃飽的食人魚。沒有一個問題會讓大家的想法如此激烈分歧，無論怎麼回答，都會陷入兩個深深敵對陣營中的一方。

答案曾經有一度很明確，答案如下：應該盡可能多吃碳水化合物，並避免富含脂肪的食物。這是傳統低脂陣營的立場。按照他們的意見，脂肪不光是讓人發胖的食物，它們每一克提供的卡路里比

碳水化合物多。

此外，飽和脂肪酸還會提高血液裡的膽固醇指數並讓人生病。我們會非常仔細地檢視不同的脂肪，所以在這裡只先簡短說明一下：「飽和脂肪酸」特別是存在動物性的產品裡，如肉類、香腸、全脂牛奶、乳酪、奶油等等。飽和脂肪酸真的會提高血液中的膽固醇濃度，也特別會提高不好的低密度脂蛋白內的膽固醇，對此之後還會有更多資料。膽固醇沉積在我們的動脈血管壁上（「動脈阻塞」或是專業用語「動脈粥樣硬化」），會提高心肌梗塞風險，如果梗塞發生在腦部，則會提高腦溢血的風險：

飽和脂肪酸→血中膽固醇提高→梗塞
解決辦法：低脂飲食

低脂立場跟以往一樣仍主導著醫學界，並且受到「官方」最多的支持，例如我們這裡的德國營養協會（DGE）。低脂的結果常常意味著，人們轉而多攝取低脂的碳水化合物，如麵包、麵條、米飯和馬鈴薯等。這些食物通常也被視為「主食」。

麵包，麵條，米飯和馬鈴薯？請問你說什麼？聽在每個低碳飲食捍衛者的耳朵裡，這就像是精心調製的毒藥。低碳飲食的先驅者和其他對主流立場批評者的論點是這樣：雖然從 1980 年代開始，衛生部門就苦口婆心地對太多脂肪可能帶來的風險提出警告，儘管有這些警告，超市貨架上被一個接著一個的低脂產品攻占，但是很明顯的，我們所有人並沒有因此而變得更苗條和更健康，反而同一時期裡體重超重和糖尿病的情況卻暴增。低碳團體不覺得奇怪，因為脂肪，特別是飽和脂肪酸和膽固醇，被完全不公平的抹

黑。真正的危險隱藏在完全不同的地方。

　　體現低碳飲食的最新潮流叫做 LCHF，代表低碳高脂（Low-Carb-High-Fat）。LCHF 飲食特別歡迎所有「天然」的脂肪，所以包括奶油、鮮奶油、乳酪、全脂牛奶、油類如橄欖油和椰子油。乳瑪琳是一種加工過程中氫化而在室溫下是固體的狀態，用人工方式讓它能塗抹的油，因此不被接受。

　　以 LCHF 的觀點來看，碳水化合物才是最邪惡的力量。黑名單的榜首是糖，緊接在後的是馬鈴薯、米飯、麵包和麵條。除此之外，根據 LCHF 的想法，我們一般也應該避免生長在土裡，而不是避免生長在地上的蔬菜。在土裡表示有澱粉，而澱粉是一種高度濃縮的碳水化合物，由無數連在一起的糖分子（葡萄糖）構成，所以不好。這表示，除了馬鈴薯以外，例如也不要吃胡蘿蔔、甜菜頭或是芹菜蘿蔔。最好用葉菜類沙拉取而代之，所有種類的包心菜、番茄、青花菜、櫛瓜、茄子等。

　　低碳團體具體反對碳水化合物的地方是什麼？有三個決定性的觀點：

- 低碳論點 1：尤其是能快速吸收的碳水化合物，如糖和含糖飲料，還有麵包、馬鈴薯和米飯，它們用單糖葡萄糖（糖和軟性飲料裡還有果糖，第 4 章有更多資訊）淹沒我們的血液。因此胰臟會分泌胰島素。藉由胰島素的作用，將血液中的糖趕進細胞裡。為了控制血糖，胰臟可能分泌出非常大量的胰島素，讓血糖濃度被壓到最低，結果出現「低血糖」的情況，也就是說：我們需要吃一個點心，而且是馬上。但不是任何一種點心，而是一種能讓血糖濃度儘速恢復到平衡的

點心。這表示，我們需要能快速吸收的碳水化合物，夠諷刺吧！就是這樣，我們每天都輾轉在糖興奮和突發的強烈飢餓感之間。

- 論點2：胰島素不僅將血糖趕進我們的細胞中，還是一種促使脂肪儲存的荷爾蒙。換句話說：碳水化合物導致胰島素分泌，而這又造成脂肪的囤積。如果血液中有充沛的胰島素在循環，會阻礙脂肪的燃燒。從荷爾蒙的情形來看，體重不可能減輕。

- 論點3：這還不夠，不斷重複出現的血糖和胰島素高點就是有害健康，並且會促進老化和不同的老年疾病，從糖尿病一直到癌症。

碳水化合物→血糖和胰島素高點→囤積脂肪／老年疾病
解決辦法：低碳飲食

這就是兩個不同立場，讓大家先有一個依循的方向，細節非常複雜，我只能慢慢地解釋。進入細節之前還要先簡短探討一個問題：我們不是應該認為，這些事在幾十年來的研究中慢慢被澄清了嗎？我們應該很容易判斷出兩個競爭派別中到底誰是對的？然而事實是：只要一開始深入研究兩個立場的正反意見時，就會發現，想要做出清楚明確的判決特別困難，我不想說是不可能。很奇怪，不是嗎？這不是很讓人訝異嗎？有兩個如此截然不同的「立場」，但是雙方都能提出理性的論點和證據，從生化過程、不同的個例，到系統性的實驗。這化解不開的對立是從哪裡來的？

我們也可以問：所有傳統低脂立場的支持者幾十年來都搞錯的

情形可不可信？相對的，這個立場的多數批評者（其中也包括哈佛大學）統統是白癡和江湖術士的可能性有多大？如果兩者都不是，那麼對立又是從哪裡來的？如何可以緩和或是消解對立？

這個問題困擾了我好幾個月。本書的主要目標在於，從部分矛盾的認知和飲食概念中歸納出一種飲食，可以結合所有正面的健康觀點，不用考慮任何的立場或是意識形態。很長的一段時間以來，我一直以為必須有**一種**飲食方式可以被稱為是理想的飲食方式，那是一個最佳組合，最能滿足我們身體的需要。如此的最佳組合必須也能容許碳水化合物和脂肪。所以什麼比較健康？低脂高碳，還是低碳高脂？這就是問題！

這兩組名詞共八個字，有段時間快把我逼瘋。但是慢慢地，經過痛苦地來回拉扯後，情況改變了。我心裡越來越相信我的基本假設是錯誤的。沒錯，我越深入就越清楚地發現，企圖要確定**一個**普遍適合所有人的完美飲食方式不僅是不可能，甚至適得其反。特別在碳水化合物和脂肪的相對比例上。

有兩個理由。首先，「碳水化合物和脂肪哪個比較健康？」的問題，最後證明並不具有決定性，更重要的是問碳水化合物和脂肪的**種類**。質比量更重要。有些碳水化合物和有些脂肪有益健康，其他的則不是那麼健康。所以界線不是在碳水化合物和脂肪中間，界線是人為設定的，沒有建設性。在某個程度上，更重要的原則是「質重於量」，才適用於所有人。

但是有一個很重要的例外：新的認知指出，不是每一個人都能消化同樣多的碳水化合物。據推測，對越來越多的人來說，碳水化合物是新陳代謝的問題。這些人患有「碳水化合物不耐症」。減少碳水化合物，高脂肪飲食就適合這群人。這群人經過幾年來的挫

折，發現低碳飲食時就像是獲得神啟，一舉得到解放：飲食方式一改變，飢餓感終於被滿足了，多餘的重量也終於下跌，人也很快地覺得狀況改善。如果你屬於這群受不了太多碳水化合物的人，那在碳水化合物和脂肪的質之外，它們的數量比例對你也很重要。簡短地說，低碳高脂會是你最好的選擇（我會在第 5 章裡詳述這個特例）。

但是我們先留在一般情形上。一些人的身體只能接受低碳飲食，可以在低脂和低碳兩方陣營的長期爭端中投下有趣的觀點：為什麼低碳運動要如此頑強地對抗主流立場（低脂），而且一直以新的外貌出現？現在我們知道，因為麵包、麵條、米飯和馬鈴薯真的可能是一種毒藥。當然不是對每個人，或許對我們大多數人都不是（因此有傳統的立場），但對特定一群人的身體卻是毒藥，而且在特定情況下會變得嚴重。這到底是什麼樣的情況？你是不是也屬於這群不能接受這麼多碳水化合物的人？之後會用更多資料討論。這一章我要稍微進一步探討和描述一般的情況，解釋為什麼高碳和高脂的飲食基本上可以很健康。我們先談碳水化合物，之後再介紹脂肪。

多碳水化合物：從沖繩到基督復臨安息日會教徒

在過去幾年裡，對碳水化合物不分青紅皂白的撻伐已經成為全民運動。我想建議，如果有人再提「邪惡的碳水化合物」，我們就回憶一下沖繩老一輩日本人的傳統飲食方式。這裡有全世界最健康的民族，而這些人吃什麼呢？大部分是碳水化合物！曾經，他們飲食中有不低於 85% 的熱量是來自碳水化合物。經過幾十年，情

況雖然改變了，碳水化合物的比例到今天仍然將近 60%。

傳統沖繩島的飲食只有 6% 的熱量來自脂肪。這句話必須好好地品味：一般來說，如果從脂肪攝取的能量比例占 30% 或是更少，通常就已經稱作「低脂」。把傳統的沖繩飲食稱為「低脂」，那是極為保守的說法。它是（包括過去）一種非常低脂的飲食。

而且看起來真的沒有讓沖繩人的健康受損。老一輩的沖繩人不僅因此達到了非比尋常的高壽，與我們想比，他們也明顯少受到心血管疾病、糖尿病、癌症和失智症的折磨。在老一輩的沖繩人當中，十萬個人當中有將近 50 個百歲人瑞，這個比例是大多數工業國家的兩倍多（目前德國每十萬居民中「只」有 22 個百歲人瑞）。[1]換句話說，碳水化合物不可能有多毒。

接下來要談談「但是」：再看仔細一點，我們發現沖繩是個非常特殊的例子，只能有限度地套用在我們的情形上。如前所述，沖繩人過去吃得很少。他們不願暴飲暴食的原因要回溯到儒家的一項教誨，叫做「只吃八分飽」，意味著：人應該吃到胃有八分飽的時候停止。所以健康和長壽的效應可以歸因於這種「卡路里限制」。這甚至是我的第一個懷疑。畢竟限制卡路里是延長不同生物和動物種類生命最有效的方法之一，從酵母、蠕蟲、蒼蠅、老鼠到猴子都是。[2]

但是，決定傳統沖繩人長壽的因素還是不清楚。我們不知道原因。再來，他們的文化和生活方式從根本上跟我們不一樣，更不用說基因上的差別。我們可以理直氣壯地問，在什麼程度上他們可以當我們的具體榜樣。我認為只有在有限度的範圍內，無論如何，在如何分配主要營養素的方面足以我們借鏡。

這種情形也牽涉到許多其他的，人們在過去幾年進一步研究的特別健康的民族，例如齊瑪內人（Tsimané），是一個狩獵採集的

民族，他們生活在玻利維亞亞馬遜河的一條支流邊。齊瑪內人幾乎沒有動脈硬化的問題。這令人驚訝，也很鼓舞人心。這表示，造成德國頭號健康殺手的決定性因素絕大部分是我們自己造成的，因此也可以避免。換句話說，動脈硬化非常有可能並不是老化的必然結果，雖然我們通常這樣解釋。

齊瑪內人的飲食72%來自碳水化合物，14%來自脂肪，14%來自蛋白質。主要的食物來源是植物。是飲食保護了齊瑪內人的心臟嗎？有可能。還是整體的生活形式？齊瑪內人生活在茅草為頂的儉樸小屋裡，沒有自來水和電。一場狩獵（部分還是使用弓箭）可以長達8個小時或是更久，必須穿越18公里的雨林。齊瑪內人實實在在整天都在活動，每天坐著的時間低於10%。[3] 所以我們從中得到的心得不是攝取許多碳水化合物是健康的，而是：天然的飲食，主要來自（富含碳水化合物的）植物，加上特別多的活動是非常健康的。

在德國，食用碳水化合物的比例在50%以下（大約47%），相對的，脂肪占卡路里攝取量的36%。因此德國人的飲食跟沖繩人和齊瑪內人相比，真的含有較少的碳水化合物，卻有非常多脂肪。[4] 也許可以從中得到一個結論，我們應該少吃脂肪，多吃碳水化合物。這也正是德國營養協會和其他低脂支持者要我們放在心上好好實踐的。所以德國營養協會（DGE）這麼建議：至少50%的卡路里應該來自碳水化合物。[5] 很明白的是：這個建議**可以**帶來健康。

可以，但不是**必然**。因為第一，不是吃很多碳水化合物就自然而然比較健康。眾所皆知糖也是碳水化合物，卻正好不是有益的維生素，我們將會在下一章看到。第二點，更重要的是（DGE當然不會建議吃糖，但是很遺憾，低脂的粉絲和倡導全素的教主[6]企

圖掩蓋糖的危險性），的確有高脂飲食方式在大型研究中重複被證明特別健康。順帶一提，這方面的傑出飲食方式遠近馳名。對許多頂尖的營養學者，其中包括哈佛大學的瓦特‧威雷特（Walter Willett）[7]，這種飲食就像健康飲食中的極致：我說的是所謂的地中海飲食。根據實踐的結果，地中海飲食的脂肪比例占卡路里的 40% 或更高（而碳水化合物一般來說少於 40%）。

　　因為主要營養素脂肪長久以來受到攻擊，還一直被很多人當作一級毒藥和讓人發胖的食物，我想進一步探討高脂肪健康的地中海飲食。過去幾年來針對這個飲食收集到的認知顯示，我們對脂肪的恐懼完全沒有道理。在這裡先說：就像高碳飲食一樣，反過來，人們也可以藉著高脂飲食健康地活得很久。我把到目前為止的主要論述做一次整理：[8]

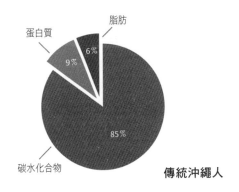

蛋白質　脂肪
9%　6%

85%

碳水化合物

傳統沖繩人

　　傳統的沖繩飲食含有非常多的碳水化合物，非常少的脂肪，但是很健康。

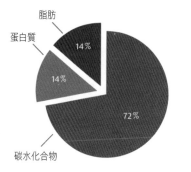

齊瑪內人的飲食中碳水化合物少了一點，脂肪多了一點，這也很健康。

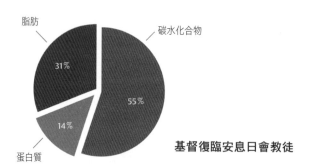

基督復臨安息日會教徒（魚素者）的飲食還是相當重視碳水化合物，雖然含有比較少的脂肪，但是已經多到不能稱為「低脂飲食」。同樣很健康。

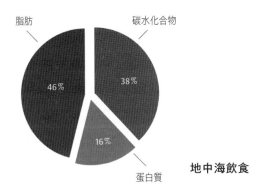

脂肪　　　　碳水化合物

46%　　　38%

16%

蛋白質　　　**地中海飲食**

地中海飲食一般來說含有的脂肪比碳水化合物多。也很健康。

高脂的地中海飲食：健康到讓人提前結束實驗

　　之所以會叫地中海飲食，當然是因為它們以地中海地區的原本食物為基準，特別是南義大利和希臘，尤其是克里特島。這個統稱容易讓人誤會，因為並沒有**一個**地中海的飲食。為了保險起見：坐在熱那亞港口面向地中海的麥當勞裡的人，不會得到地中海飲食。我想說的是，許多地中海居民現今的飲食不見得一定符合營養學家讚不絕口的地中海飲食。

　　好，這是理所當然的，但還要更進一步說：一般的瑪格麗塔披薩或是波隆納肉醬麵（我以前最喜愛吃的食物之一）都**不屬於**專家眼中地中海飲食的典型例子。再說一次：義大利麵對營養學家而言**不是**地中海飲食的靈魂，就算我們傾向把傳統的地中海食物跟山也似的義大利麵畫上等號。就這點我們可以討論，「地中海飲食」這

個名稱是否選對了。我個人覺得人生太短，不必太為名稱小題大
作。我覺得關鍵是，當我談到目前營養學研究中指稱的地中海飲食
時，大家明白我所指的是什麼。這裡是地中海飲食的主要成分：

- 豐富的（地區性，季節性）蔬菜，豆莢類和水果
- 優先選用全麥產品如全麥麵包
- 定期攝取堅果和種子
- 進餐搭配葡萄酒
- 許多當地的特級橄欖油
- 少喝牛奶和奶製品（主要吃乳酪和優格，也就是較常食用經
  過發酵的奶製品）
- 一星期內多次食用魚
- 優先選用白肉，例如禽類，一個月只吃幾次紅肉（豬肉，牛
  肉）
- 每星期最多吃 7 顆蛋
- 很少吃甜點（水果是典型的飯後甜點）
- 大量使用香草和大蒜調味，但是節約用鹽。[9]

有一項實驗透過一個簡短的問卷調查參加人員能多嚴格遵守地
中海飲食，你也可以簡單地確定自己的「地中海元素」（表 3.1）：
得到的點數越多，從理想的營養學層面上來看，你的飲食也越傾向
地中海式。用這種方式確定的「地中海值」遠超過一個單純的數字
遊戲。得到的數值越高，表示高血壓、糖尿病和體重過重（也包括
腹部過重）的風險越低。

特別值得注意的是，脂肪在這裡扮演了一個決定性的角色。尤

其是一些脂肪含量最高，常被我們當作讓人肥胖的食物，在地中海飲食的框架下可以幫助人減肥。例如堅果，如研究結果顯示，**最能降低**腰圍膨脹的風險。換句話說，定期吃堅果的人跟不吃堅果的人相比，比較能期待一個平坦的小腹。根據這些分析，連橄欖油也屬於「讓人苗條的食物」！（那些沒有脂肪的清涼飲料反而在最會讓人發胖的食物之列。下一章會有更多資料。）[10] 這些結果已經給出第一個提示，我們攝取的脂肪並不會被身體自動以脂肪的形式儲存起來。脂肪不一定會讓人肥胖。對有些高脂肪的食物而言，例如堅果和橄欖油，甚至效果相反。

測試你的「地中海元素」

問題	如果情況符合，可以得到一點
你把橄欖油當作飲食中的主要脂肪來源嗎？	是
每天攝取多少橄欖油？	至少 4 湯匙
每天攝取幾份蔬菜？ （一份＝ 200 克）	至少兩份 （其中至少一份是生蔬菜或沙拉）
每天吃多少水果？	至少三份
每天吃幾份紅肉或是加工過的肉品？ （一份＝ 100 到 150 克）	少於一份
每天吃幾份奶油，乳瑪琳或鮮奶油？ （一份＝ 12 克）	少於一份
每天喝多少軟性飲料？	少於一份
一周喝多少葡萄酒？	至少 7 杯 （各 100 毫升，所以大約是一瓶）
一星期攝取多少份豆莢類（豆類、小扁豆、雪蓮子）？ （一份＝ 150 克）	至少三份

每星期吃幾份魚？ （一份＝大約 150 克）	至少三份
每星期吃幾份甜食？ （蛋糕、餅乾等等）	少於三份
每星期吃幾份堅果？ （一份＝ 30 克）	至少三份
比較喜歡白肉，如雞肉和火雞肉，而不是紅肉， 如漢堡和香腸嗎？	是
一星期中吃幾次西班牙番茄醬（一種由番茄、 洋蔥、大蒜和橄欖油做成的醬汁）？	至少兩次

表 3.1：實驗中用這個問卷來調查個人的飲食受到多少地中海飲食的影響，在許多實驗中，地中海飲食被證明非常健康。得到點數越多，就表示你的飲食習慣越接近地中海飲食。跟得到 7 點或少於 7 點的人相比，拿到 10 點或多於 10 點會降低 50% 罹患嚴重心血管疾病（中風、心肌梗塞）的風險。這個飲食中有三個方面對降低風險的影響最大（按照順序）：蔬菜、堅果、葡萄酒。[11]

　　所有這些調查結果都是單純由觀察性研究得出。在觀察性研究中，人們不會一直知道是否有因果關係存在，也就是堅果或橄欖油是否真的**造成**這些造福大眾的效果。然而到目前為止有許多實驗用令人耳目一新的方式證實了一些觀察性研究。

　　例如一個西班牙的研究團隊在幾年前進行了一項主題為地中海飲食的大型研究，參與者將近 7500 人。一半的測試者得到指示，在接下來幾年內必須堅持不斷攝取高脂肪的地中海飲食。另一半控制組的人未來必須攝取較少的脂肪。

所有參與實驗的人過去都有較高的心血管疾病風險，而實驗的問題是，這個風險會藉由高脂肪飲食還是稍微減少脂肪的飲食降低呢？你可能會搖著頭說：「這是什麼問題！」如果要保護心臟，當然要避免脂肪。

為了讓地中海那組人順利攝取豐富的脂肪，研究人員每個星期送一半的參與者一公升的橄欖油供他們免費食用。地中海組的另一半參與者則得到免費的堅果（每天 30 克核桃、榛果，以及杏仁的混合堅果）。藉由這個方式，地中海組的測試者分成兩組，一個橄欖油組和一個堅果組。低脂肪的控制組沒有得到任何食物的捐贈。

這個實驗最後造成了轟動。地中海飲食的那組結果驚人，相對的，控制組的結果黯淡失色，以至於倫理委員會建議，在實驗進行幾年後提早結束實驗：他們認為，根據呈現出來的結果，不讓控制組攝取具有療效的高脂肪飲食是不合理的。

與控制組的飲食相較，地中海式飲食特別能大幅降低腦溢血的風險。橄欖油組得到腦溢血的危險降低了 33%，額外獲得堅果的那組則減少了 46%。事後的分析還顯示：在地中海問卷中得到 8 至 9 點的人，跟得到 7 點或是更少點數的人相比，得到嚴重心血管疾病如腦溢血或是心肌梗塞的風險降低了 28%；得到 10 點至最多 14 點的人，風險甚至可以降低 53%。[12] 長話短說：飲食越接近地中海飲食，對心臟就越好。

這個西班牙研究於 2013 年公布在享有聲譽的醫學雜誌《新英格蘭醫學雜誌》，[13] 讓之前就因為有正面結果而受到歡迎的地中海飲食，更受到了全世界的歡迎（實際上，法國在幾年前也曾經因為類似驚人的好結果而中斷類似的實驗 [14]）。

一直不斷有對地中海飲食的正面報導出現。例如新的研究指

出，地中海飲食能讓老年時可測量到的大腦退化程度較少。[15] 對某些人來說，地中海飲食甚至是對抗憂鬱症的良藥。[16]

不只地中海飲食，脂肪也因為這個和其他許多正面研究結果，再度受到大眾注目，我們還會回到這個主題上。是的，我們可以說：低脂食物已經越來越「不流行」，脂肪在過去幾年裡漸漸「流行」。這是可以理解的！無論如何，地中海飲食不僅健康，也很可口，一定有很多人跟我意見相同。

橄欖油當然是一大功臣，不僅因為橄欖本身很美味，它也可以凸顯其他食物的味道。你試過不用洗碗精，只用溫水和一塊海綿擦拭鍋內的油和脂肪嗎？每個人都知道，脂肪黏著，油膩，頑固。在你的嘴裡也是。脂肪不只會帶來順口的黏稠感，讓味道附著在上顎。它們停留在口腔內，就像在一個鍋子裡，可以把香味發揮出來，而不是馬上嚥下去。脂肪可以說是一種天然的味精。太美味了。

然而，所有這些讚美不應該掩蓋一項事實，大多數高脂的地中海飲食（也有低脂的選項）「只是」眾多通往健康飲食之道的其中一條路。順便一提，西班牙實驗中地中海飲食組的脂肪比例在最後雖然高達 47%，而控制組的脂肪比例（儘管得到要少吃脂肪的指示）也還是有 37%。如此也造成了腦溢血風險的明顯差異，這種情況解釋，總體而言不是脂肪的絕對數量，較是飲食的整體形式具有決定性。具體而言，我不相信讓地中海飲食如此健康的因素單純是高數量的脂肪，相反的，大量的碳水化合物也不是讓傳統的沖繩飲食或是齊瑪內飲食健康和長壽的關鍵。也許，從沖繩經過玻利維亞雨林到地中海地區的健康飲食文化的祕密在於，所有這些文化的人攝取的是真正的食物，而不是工業的垃圾食物。食物大部分直接來

自大自然，而且就算不是絕對，也主要是來自植物。[17]

自己設計飲食為什麼很重要

大多數的飲食手冊都會特別支持某個飲食派別，某種「規畫」，或是素食、全素、低脂、低碳，還是石器時代飲食、鳳梨飲食，或是某個地中海飲食的變化。然後根據仔細挑選出的研究來「證明」，為什麼這個飲食規畫比其他所有的計畫優越。

一方面是因為，一個大幅侷限的觀點和偏頗立場會讓人的生活好過一點。另一方面，我們也被專斷地強迫遵循這**一種**規畫，而且只遵循這一個理論。如果你完全按照**這樣**的方式吃（像個齊瑪內獵人，像個沖繩人，像個住在地中海邊某某山區的人），你的體重會減輕，並且不受疾病折磨直到高齡。客觀來說，這樣的建議並沒有理由根據，因為經證實有很多可以採取的飲食方法，都可以讓我們健康地變老。

我們可以安心地用較開放的態度來處理，甚至該如此做，因為每個人都有自己的身體。盲目跟隨一個飲食計畫，大都只會讓我們半途而廢。我們不應該勉強身體僵硬地接受一個飲食法，而是要多傾聽它的聲音，感受它，不受任何教條和意識形態的約束，實驗不同的飲食方式，找出身體對特定飲食的反應。如此才最能確定，哪種飲食（在有推薦價值的框架下）對**我**來說才是正確的。既然每個人都有自己身體，就應該讓大家看到，**一個**理想的飲食法根本不可能存在，就算大部分的飲食教主和「官方」機構常常如此暗示。

所有的人都不同，這讓事情看起來有點複雜。現在再也沒有唯一**一個**嚴格的建議，不論任何情況都適合所有人的建議。這也表

示，你有更多方式可以規畫自己的飲食。不要讓自己成為飲食的奴隸，只聽外面的權威，不聽自己的身體。你要一直記著：你的身體也是權威。

當我們採取一種飲食法時通常會發生什麼事？不顧自己的身體執行飲食法一段時間，到了某個時候變得氣餒或是厭惡地放棄。這也難怪！飲食法是我們試著套用在身體上的外來計畫。在我看起來，許多飲食法僵化簡化的本質注定一開始會成功，但不多久就會失敗。一開始會成功，是因為我們懷著高度動機去實行，更會因為不尋常的飲食方式而宣告失敗。我們不太知道該煮些什麼，做出來的菜不好吃，引起脹氣、噁心等等。結果我們越吃越少，體重不斷下降。我們遲早會**出於同一個原因**放棄這個飲食法。（除非遇見像是為我們量身打造的飲食法。）

我有一個要好的女性朋友，她每次（在我這裡）吃很多橄欖油和堅果，晚上會躺在床上失眠，體內有一種「阻塞不通」的感覺。很顯然，低脂飲食對她來說比較容易消化。如果強迫她進行高脂低碳的飲食將會完全沒有效果。

我們知道，飲食法成功的要件是人們能堅持下去，而且要能長時間執行，這個飲食方式不能讓人感覺到是在堅持。雖然整件事一開始看起來挺複雜，但是我們很幸運，不是只有**一條**鋪滿黃金的健康飲食之路，而是有很多條。這表示：你現在可以大規模地搭配適合自己身體的飲食。這樣你比較能夠維持下去。

以目前所看到的，蛋白質的攝取量只容許有限度的改變。但是碳水化合物和脂肪相對上有比較大的空間，因為一個簡單的原因：對絕大多數人而言，數量比例不是最重要的。更重要的是要留心攝取健康的碳水化合物和脂肪。哪些是健康的，哪些是應該要避

免的，就是下一章的重點。我們從碳水化合物開始，馬上來談最誘人、後果最嚴重的碳水化合物「致命女郎」：糖。

第 4 章

碳水化合物 I：
糖，誘人又危險的雙面人

糖讓我害怕。
—— 全球具領導地位的美國癌症研究學者劉易斯・C・坎特利
（Lewis C. Cantley）[1]

像糖一樣甜，糖尿病

　　我們有些人自己知道，但是每個養育孩子的人從經驗中都毫無例外地知道，糖是種非常特別的物質。例如我四歲的兒子是個高敏感的糖偵測器。他能敏銳察覺出糖，靈敏得像校準過的蓋革計數器，能測出放射線最細微的殘留物質。我可以（不是開玩笑）單純根據他要求現在最受歡迎的有機番茄醬的態度，可靠估計出這個醬裡有多少克的糖（每 100 克醬含有超過 10 克糖時，蓋革計數器的反應最強烈。我這個走投無路的父親精心設計了心理戰術，想要說服兒子選比較健康的番茄醬……計畫徹底失敗）。

　　有人會問：什麼讓糖這麼特別？「哦，好甜啊！」，「像糖一樣甜」，「糖尿病」，只消幾句就可以勾勒出這個神奇物質的矛盾。這個物質到底有什麼特別？我們進一步來看看糖誘人又危險的祕密吧！

　　首先簡短澄清「糖」的概念。「糖」和「碳水化合物」常常被

當成同義字，讓人有些混淆。如果這裡提到糖，我指的是那些白色閃亮的物質，我們可以在超市買到一公斤裝的糖，用來烤蛋糕或是加在咖啡裡。這裡說的糖也被稱為結晶糖或是家用糖。學界稱這種形式的糖為「蔗糖」（sucrose），通常我們叫它「糖」。

但是結晶糖只是眾多不同「糖的形式」中的一種。專業術語把整個糖家族稱為「醣類」（saccharide），或者就稱為比較流行的碳水化合物。它們有各式各樣的形式和大小。例如有不同的「單醣」，像是葡萄糖和果糖，我們隨後會再進一步探討。你可以把這些單醣想像成單一的樂高積木。葡萄糖可以是一塊綠色的樂高積木，果糖是一塊黃色的樂高積木。單醣和其他由比較少積木組成的糖種類，有時候就被稱為「簡單型碳水化合物」。還有由無數積木組成的多醣，也被稱為「複雜型碳水化合物」。標準例子就是澱粉，由上千個互相連結在一起的葡萄糖分子組成，也就是一大堆綠色樂高積木結合在一起。

現在把焦點放在結晶糖上，接下來我將用一般的俗稱簡單稱之為「糖」。聽到這種「常見的」糖並不是由**一個**糖積木組成，而是兩個不同的糖積木葡萄糖和果糖組成，很多人很驚訝。一個綠積木嵌在一個黃積木上。所以每個糖分子都是雙面人，這裡面就藏著很大的災禍。

葡萄糖和果糖，這兩個概念同樣會令人混淆，因為水果裡一直都含有這兩種糖類。是的，在一個葡萄裡有葡萄糖，但是還有大約一樣多的果糖（每 100 克的葡萄中各有差不多 7 克的分量）。相反的，葡萄糖不只在葡萄中才找得到，而是在所有的水果裡，也在蔬菜裡，對，在整個植物界裡。葡萄糖是跟葡萄不相干的食物如麵包、麵條、米和馬鈴薯裡的基本物質。

圖 4.1：傳統的食用糖是一種雙醣（disaccharide），也就是說，它是由兩個單一的糖分子（兩個單醣）組成：一個葡萄糖分子（左）和一個果糖分子（右）。兩個分子很相似，但是不相同：如你所見，葡萄糖從形狀來看是六角形，果糖是五角形。兩個分子由中央的 O 連結在一起，那是氧原子。H 代表氫原子，C 代表碳原子。通常黑線相交的地方也會各有一個碳原子（為了簡單說明，在這裡省略了 C）。家庭食用糖是許多「糖」種類裡的一種形式，這些糖在專業術語中被稱為「碳水化合物」。粗略地說，碳水化合物的特徵是一個碳原子對一個水分子（H_2O）比例一比一。或者用化學方式表達：$Cx（H_2O）x$。如果 x 是 6 的話，那就會產生葡萄糖和果糖的化學式：$C_6H_{12}O_6$。因此碳水化合物就跟它的名字一樣，是「氫化的」（含水多的）碳原子。

　　好吧，最後還有些內容要提醒大家：也許因為「果糖」聽起來像健康的水果，如果告訴你們，正是糖裡的果糖會用罕見的方式傷害我們的身體，很多人都會大吃一驚。如我們所知，劑量多寡決定是不是毒藥，這裡也適用這個原則。

　　這個原則也適用於很特別的範圍，因為糖進入身體的速度也扮演了舉足輕重的角色：糖分子越快被輸進身體，例如越快到達肝臟，後果就越不好。在這方面類似酒精的情況：空腹一口氣把半瓶香檳灌進身體裡，跟一整晚飲用同樣數量的香檳來搭配五道菜是不

一樣的。

　　跟酒精還有一個類似的地方：糖同樣可以抑制壓力反應使我們放鬆，甚至有撫慰和讓人快樂的作用，這也是為什麼我們在受挫和為愛煩惱時能把冰淇淋和巧克力的庫存一掃而空。在有壓力的情況下，有的人會吃的較多，有的人卻會吃的比較少，但是值得注意的是（一如研究得到的結果），**所有人**有壓力的時候，即使是那些吃比較少的人，都會優先吃甜的東西！[2]

　　當大腦沉醉在糖帶來的興奮中，肝卻在默默受苦。對肝臟而言，如果我們不是用香檳，而是一口氣用半升的可樂或是果汁來解渴，也類似於在攻擊身體。原因用一個字來解釋：果糖。

讓人肥胖的果糖，
或說，等待一個永遠不會到來的冬天

　　我們來看看，一瓶可樂、一杯加糖的冰紅茶、一瓶檸檬汽水或是果汁從嘴巴到身體內部要走的路。路看起來是這樣：因為液體不需要再分解，它們在胃部只稍作停留就進入了小腸，糖的兩個成分會在那裡被分解（除非葡萄糖分子和果糖分子在食物中已經被分開，像部分的水果或是工業製玉米糖漿，也稱為高果糖漿或是果葡糖漿，從 2017 年 10 月開始可以無限制地在歐盟使用）。連結在一起的葡萄糖果糖分子現在是單純的葡萄糖和單純的果糖。

　　被分開後，兩種分子都小得足以穿越腸壁，聚集在通往肝臟的肝門靜脈。在肝臟裡，糖的雙胞胎會分道揚鑣。葡萄糖會度過相當平凡的一生，跟它標新立異的雙胞胎姊妹果糖正好相反：

　　如果肝臟需要能量，它會犒賞自己一部分的葡萄糖。當肝臟

「飽了」，就會讓大部分的葡萄糖分子從身旁經過。然後葡萄糖會經由血液散布至身體其他部位，可以由任何一個需要能量的細胞吸收，例如肌肉細胞，或是由大腦吸收，大腦愛葡萄糖並且吸收大量的葡萄糖。到這裡為止，一切都還相當正常。許多惡名昭彰的碳水化合物炸彈，如麵包、麵條、米飯和馬鈴薯，主要是澱粉形式的葡萄糖，裡面沒有或幾乎沒有果糖。葡萄糖可以被身體的任何一個細胞當作能量來源使用。

糖、蜂蜜、清涼飲料、水果和果汁的成分就不僅只有葡萄糖，還有（就糖而論，粗略地說約有一半）果糖。這個果糖在我們身體裡會用完全不同的方式處理。果糖分子也會被肝門靜脈輸送到肝臟，到那裡發生的事卻會有一點特別：不論肝臟已經有多飽，它還是會像海綿一樣把幾乎所有流進來的果糖吸收起來，並把部分的果糖轉變成脂肪儲存在它的細胞裡。如果把果糖和葡萄糖放在一個鋼製容器裡燃燒（這是測量卡路里的方法：根據定義，一千卡就表示能將一公斤水燒熱一攝氏度所需要的能量），儘管兩者提供相同的熱度，也就是相同的能量，果糖對肝臟而言還是跟葡萄糖完全不一樣。

沒有人知道為什麼我們的身體會用如此特別的方式處理果糖。一定跟我們的進化史有關，這個機制有可能曾經救了我們的命。分子生物學家劉易斯・坎特利（Lewis Cantley）有一個推測，在我看來相當有說服力。坎特利是美國頂尖的癌症研究學者，發現了一種蛋白質分子屬於胰島素和 mTOR 的訊息傳遞。他因此在 2013 年得到「生命科學突破獎」，獎金三百萬（遠遠超過諾貝爾獎）。這個獎有不少資助者，包括臉書的創辦人馬克・祖克柏和谷歌的共同創辦人謝爾蓋・布林。坎特利說：

水果會在生長季的末期成熟，這表示，在幾乎每個生活區域裡，接下來幾個月將不會有很多吃的。為了生存下去，最好是把你在這個時候吃下去的所有食物都轉變成脂肪……這也是為什麼果糖在一萬年前對我們很重要的原因。它幫助我們度過每年都會重新上演的飢荒。現在（在我們這裡）不再有飢荒，所以我們只會變胖。[3]

動物通常會特別嚴格控管體重。動物的身體會「不想」太瘦或太胖，除非這個動物在準備度過較長期的饑渴階段，極端情形是準備冬眠，現在要盡可能地儲存能量。寶貴的能量會以脂肪儲備在身體裡。

有一個假設：如果一隻動物或者一個人吃進了某個臨界數量的果糖，那它不只會轉變成脂肪，不，這波來勢洶洶的果糖會對身體發出警報，宣告凜冬將至。當果糖的警鈴大作，身體會做什麼呢？它會切換成最節約的模式：不論我們現在吃什麼，都會優先以脂肪的形式儲存起來。果糖就像觸動了身體裡的「脂肪開關」，並啟動了遠古時代的儲存能源計畫。[4]如果我們每天灌很多可樂或果汁，就會發生這樣的情況。

我們可以完美地繼續推測下去：照這麼說，演化中有一個非常聰明的策略是讓我們覺得果糖很好吃，我們對它產生強烈的渴望。因為水果終有被吃完的一天，這份渴望或是癮頭不久也不得不停止。當冬天來臨，我們得面對戒糖的冷峻情況，卻因此得到溫暖的肥肉墊子。當然，這只是純粹推測。

如果這個推測有點真實性，我們可以說：人類在石器時代的時候，身體過冬的智慧由秋天的水果盛宴引發，幫助我們為生存作

戰。身處在糖無所不在的世界裡（我們還必須努力**不去吃它**），這個智慧變成對我們不利。感謝傾向把所有食品都添加糖的食品工業，我們的身體一直都認為西伯利亞的冰河時期即將到來。身體一整年都在準備迎接一個耗費卡路里的冬天，它卻永遠不會到來。

我針對這個主題進一步訪問了坎特利，他認為，食品工業有目的地利用我們在演化中培養出的「糖癮」。「最糟糕的是，食品工業在所有食品中都有添加糖的誘因，因為糖是最便宜的原料，」坎特利說，「他們濫用我們的癮來促銷。」[5]

我們身體代謝糖的特別方式也解釋了可以如何增強糖上癮。果糖（糖的一半）幾乎只能被肝臟消化處理，因此造成下列嚴重後果：雖然可樂和其他甜點是具有高度能量的「食品」，但是有一半的能量完全不會抵達名為大腦的指揮中心。它們缺席，因為它們被肝臟攔住並轉換成脂肪。難怪大腦會發出訊息：你可以再喝一口或繼續吃點心，因為我還缺乏葡萄糖！為了讓大腦飽足，我們需要的分量跟一般澱粉或是純粹的葡萄糖比起來，是**雙份**的糖。[6]

許多人都很熟悉這個現象：一杯清涼飲料，一杯果汁或是一包小熊軟糖並不能真的讓我們飽，儘管這些美食富含卡路里。當然，我們到了某個時候會停止吃點心或是喝飲料，乃是因為——如美國學術作家和糖的批評者蓋瑞・陶布斯（Gary Taubes）所述——我們產生了罪惡感，要不然就是因為生理上覺得噁心。[7]

因此所有值得重視的飲食理論中，沒有一個允許大量攝取糖，這並不是偶然的。不論是低碳、低脂、地中海或是舊石器時代飲食，甜點大都是第一個必須放棄的食物。所有健康的飲食理論或多或少都呼籲要放棄糖。我認為反對糖的研究結果很有說服力。我的基本態度也是：糖吃得越少越好。

　　就算脂肪開關的假設證明是錯的，有一點可以確定：糖不能提供身體任何養分，但是提供非常多卡路里。在這個關聯上，人們常說「空的」卡路里，這是個很奇特的用法。「空的」卡路里是指，糖在某個程度上是一種純能量形式。根據這個看法，只有當糖排擠其他更有營養素的食物時才會造成負面效果，因為我們畢竟只需要一定數量的食物和能量。

　　鑒於糖對代謝有不利的影響，「空的」概念在我看來卻過於輕描淡寫，沒有很準確地描寫出糖對身體的真正作用。我做個比較：酒精也含有很多能量，同樣可以排擠養分多的食物，而且常常出現在酒精中毒的時候。但是幾乎沒有一個去過啤酒節的人會有這個奇怪的想法，認為「空的」特別適合表達酒精的卡路里特色。酒精劑量高時本身是有害的，不論它是否排擠其他健康的食物。我想說的是：糖的卡路里並不「中立」，不只因為排擠其他養分而有害，而是本身就有害。也許不同飲食派別如低脂、舊石器時代等等比我們一般的飲食優越，因為它們的飲食裡含有非常少的糖（當然也適用於傳統的沖繩飲食[8]）。

　　談這些對我們的日常生活有什麼意義？一切還是要由劑量來決定。我的想法是：偶爾吃一塊蛋糕，炎夏裡吃一球香草冰淇淋或一個甜點，應該都不成問題，尤其是烤布蕾，真的令人難以抗拒！我太太有時候（其實是很少）會做給我吃。如果我們想想，半公升的可樂相當 14 茶匙的糖（一茶匙的糖相當於 4 克），加一茶匙糖在咖啡或茶裡的影響也就不大。也許你不相信，看起來健康的天然有機蘋果汁含糖跟可樂一樣多！（我家裡現在正好有，不知道是誰偷偷走私進來的）這表示在實務上要首先小心含糖飲料。我們飲食中糖的最大供應者是清涼飲料，例如可樂、芬達，與其相關的家族，還

有很多流行的「能量飲料」，當然也包括百分之百的果汁。它們的含糖量不僅相對較高，它們的液體形態還會快速把糖送進我們的血管，好像我們吊了點滴一樣。

我個人避免所有的糖點滴。偶爾會喝一杯現榨的柳橙汁，一杯石榴汁或甜菜根汁。雖然定期食用蜂蜜（也是果糖與葡萄糖混合物），但是用量很省，只用在沙拉醬汁裡。經常受人誇讚的替代選擇像是素食者歡迎的龍舌蘭濃縮汁，很可惜並沒有比較好，龍舌蘭蜜甚至幾乎完全是果糖，所以才那麼甜。果糖的味道比葡萄糖甜很多。

要為生活裡添加點甜味，基本上只剩下人工甘味，如阿斯巴甜（Aspartame）、糖精（Saccharin）和三氯蔗糖（Sucralose）。該如何評價它們？它們是優良的替代品嗎？首先要說：一般來講，這些人工甘味大部分是「安全的」。一個引證過的論點是，這些合成製造出來的物質完全不能被我們的身體代謝。大致來說這也是正確的，只是忽略了一個小地方：「我們」不只是「我們」。

在腸道深處（根據數目多寡，最常是在大腸）默默活著幾十億個細菌，我們稱這種微生物族群為「微生物群系」。[9] 微生物群系也占了你身體重量的一到兩公斤，它們跟我們一樣飢餓。非常餓。但是這些可憐的細菌坐在第二排，只能得到我們（我們的小腸）給它們剩下不能消化的東西為食物。這些剩餘食物可以是一些非常健康的東西，例如全麥麵包的膳食纖維。

也可以是一些不那麼健康的東西，根據第一批暫時性的認知，其中包括人工甘味。以色列衛茨曼科學研究學院（Weizmann Institute of Science）的研究團隊發現，只消食用人工甘味幾天就會嚴重影響腸道裡細菌叢的平衡。比較不好的細菌叢會擴散，其他有

療效的細菌（例如羅伊氏乳桿菌 Lactobacillus reuteri）則會消滅。
微生物叢失衡不僅會影響大腸，對身體也有不好的影響，尤其會導
致我們不能好好地消化血液中的葡萄糖，這是踏上糖尿病的第一
步。另外也有跡象顯示，人工甘味會造成體重過重（針對此主題的
研究結果互相矛盾）。如果想要用人工甘味取代糖來避免體重過重
和糖尿病，可能會適得其反。以色列研究者在科學雜誌《自然》發
表的結論如下：

> 使用人工甘味的目在於降低攝入的卡路里量，並將血糖濃度
> 維持在正常範圍內，而且我們不必放棄甜味⋯⋯人工甘味食用量增
> 加，帶來了體重過重和糖尿病流行病的嚴重肆虐。我們的結果很清
> 楚地解釋，人工甘味正好直接會造成它原本被設計出來要對抗的流
> 行病。[10]

　　長話短說，人工甘味不是真的能推薦的替代品！現在人們可能
會問，是否要像信仰一般嚴格放棄所有糖和人工甘味？答案是，一
方面可能不需要，不用。另一方面是，就算我們用糖上很謹慎並且
克制，但是幾乎無可避免地還是會吃進很多糖，因為，如同坎特利
所提到的，糖早已經到處滲透了：麵包、優格、香腸和火腿、番茄
醬和有機番茄醬、玉米片、麥片等等（也部分適用於人工甘味，當
然特別是在標有 Light 的產品裡）。就我的看法，個例上我們不必
也不應該盲目地放棄健康食物，只因為裡面有幾克的糖。例如裝在
玻璃瓶內的紫甘藍加了**一些**糖，跟大部分的選擇相比都還是很好的
選擇。但是我們還是應該對食品工業在許多產品內摻糖有所警惕。
　　誰在咖啡裡放了兩塊糖，或是烤了一個檸檬蛋糕，他自己至少

知道吃下多少糖。只要我們願意，可以少用一點糖。相反的，工業製造的食品大部分用隱藏的方式夾帶大量的糖進入我們的身體，而且在每一餐裡。我不是反對吃飯後甜點，但是如果**每一道**菜都暗地變成一道甜點，那就會失控了。下次採購時請你注意一下。這也是盡量自己煮飯的一個原因，直接選用來自大自然的新鮮食材，而不是工業製造的產品。

另外，我也替咖啡和茶找到了替代品，不僅更健康，而且我覺得也更好吃。我現在喝咖啡時會享用幾塊黑巧克力，它們相較之下含有較少的糖，100 克 90% 的巧克力塊「只」含有 7 克，兩茶匙的糖。牛奶巧克力含有大約 50 克的糖，多了 7 倍。尤其是黑巧克力裡含有刺激生命機能的植物化學成分黃酮類化合物（Flavonoid），可以讓血管鬆弛，降低高血壓，並提高對胰島素的敏感度（針對這個主題馬上就有更多資料）。[11] 除了堅果，黑巧克力是我最喜歡的點心！

我喝茶時常常還會吃一點水果（個人建議：日本內山煎茶[12] 搭配蘋果很可口）。水果？水果不是也含有果糖嗎？有，但是數量有限。而且我也不認識有人會自願接連吃五、六顆蘋果，或是一口氣吃兩公斤的葡萄（雖然飢餓的石器時代人在秋天可能會這樣吃）。如果是榨好的蘋果汁或葡萄汁就很簡單，可以在幾秒內吃下很多水果。如果一天吃三、四份的水果，不需要為裡面的糖操心。我個人最喜歡莓果，如藍莓、草莓、覆盆子和黑莓，含有比較少的糖分，而且還含有具療效的物質，特別是能阻止小腸吸收糖，遏止「低血糖」的情形發生。[13] 就這點來說：我們無須害怕完整的水果。

除此之外，水果中的糖與膳食纖維是連接在一個完整的架構裡，糖分子只會慢慢地從水果中分解，釋放到血管中。肝臟不會一

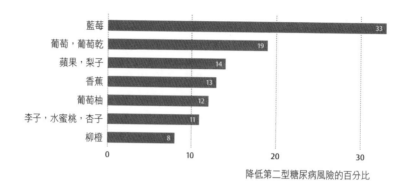

圖 4.2：吃水果（一整個水果）的人，罹患糖尿病的風險比較少。果汁反而會提高
罹患風險。在這裡可以看到，如果每星期用等量但不同種類的完整水果來取代三
杯果汁會發生什麼事。例如用藍莓取代果汁，糖尿病風險降低了 30%。這個估算
基礎是來自 15 萬名女性和 36000 名男性的飲食資料。[15]

下子被糖海嘯淹沒。壓果汁的時候，大部分的膳食纖維和其他有益
的物質都被留在半途，剩下的主要是水和糖。果昔比較好一點。但
是劇烈攪打會大大破壞水果的結構，以至於沒有太多東西能阻擋水
果快速地被消化，讓濃縮的糖像子彈一樣衝進身體。即使營養素還
在裡面：一個完整的水果還是比營養素的總和多。[14] 以前我喝下大
量的榨果汁和果菜汁，就是以為我至少為健康做了一件好事。現在
我（幾乎）不喝果汁了，我吃水果。

從脂肪肝到細胞老化

雙面人糖不僅會讓我們變胖，而且在長期下來且數量足夠下還
會讓我們生病，當然兩種情形很難一直清楚劃分開來。如果肝臟浸

泡在果糖裡，肝臟會把果糖轉變為脂肪。另外：果糖吃得越勤快，肝臟也就越能熟練地消化果糖。肝臟開始調整自己適應。也就是說，透過活化某個基因，把果糖轉換成脂肪的過程做到極致。

　　然而肝臟就如同身體其他臟器，不是為了儲存脂肪而生成的。儲存脂肪有脂肪組織，主要是皮膚下面的脂肪組織。當脂肪過度堆積在身體上原本不屬於它的地方時，人們貼切地稱它們為「異位性」（ectopic）脂肪。（從希臘文 ektos ＝外部和 topos ＝部位，也就是：在錯誤部位的脂肪。腹腔內部堆積在臟器**周圍**的脂肪，從廣義而言是一種異位性脂肪，就狹義而言，人們用這個概念來形容在肝臟、胰臟、肌肉等細胞裡過多的脂肪。）異位性脂肪是有害的，因為太多的脂肪阻礙細胞正常運作。

　　之後我不斷會再提起後果嚴重的作用失調，因為它常常會出現，被稱為「胰島素阻抗」。當脂肪堆積在肝臟細胞裡，它們會對胰島素變得比較不敏感。細胞內胰島素的訊息傳遞會受阻。「胰島素阻抗」會造成胰臟分泌更多的胰島素來彌補受限的敏感度。所以胰島素阻抗意謂著血液中的胰島素濃度上升。因為胰島素就像是促使脂肪儲存的荷爾蒙，所以我們現在，第一，會越來越胖（尤其當脂肪細胞對胰島素的敏感度還沒有受限的時候，而這也是一般情形）[16]。第二，受到糖尿病的威脅。

　　第三，癌症研究學者如坎特利相信，糖甚至會透過胰島素的路線提高罹癌風險，因為胰島素也是一種促進成長的荷爾蒙（與 mTOR 類似，跟 mTOR 有直接關係：胰島素會藉由坎特利發現的蛋白質分子啟動 mTOR）。凶險的是，胰島素不僅刺激正常健康的細胞從事各種建設，大部分的癌症形式同樣也具備胰島素的接收天線，會受到荷爾蒙刺激而成長和繁殖。坎特利告訴我，「胰島素不

僅告訴腫瘤要吸收葡萄糖，還告訴腫瘤吸收胺基酸並形成蛋白質和脂肪——所有腫瘤成長需要的東西！」[17]另外還要一提：由於這個原因，癌症研究學者坎特利只要可以就避免吃糖。

我再綜合一下核心內容：經常性的果糖洪流會導致肝臟的脂肪堆積。細胞裡的脂肪讓肝臟對荷爾蒙胰島素不敏感無法有效控制血糖，高血糖又使得胰島素的分泌更增加，衍生出許多病痛（從體重過重到癌症）並助長病情。[18]

如前所述，肝臟的作用不是儲存脂肪。相反的，肝臟用葡萄糖和脂肪酸提供身體能量。肝臟想把多餘的脂肪分散在身體其他基本上也可以好好利用這些能量的部位。

肝臟會非常井然有序地處理這個過程，將脂肪包裹在特地為此而生成的運輸分子（脂蛋白）裡。我們可以把這個運輸分子想像成一個小浮筒，裡面可以裝載貨物，也就是脂肪，並游過血管。（浮筒另外還會被跟脂肪類似的物質膽固醇包裹住。除此之外，膽固醇還是我們身體細胞壁的建構元件，所以也是細胞需要的物質）。

為什麼肝臟要費力形成複雜的浮筒呢？因為如果血液變成了雞湯，將對我們不利。我們都知道脂肪和水並不相容，它們不能混合在一起，所以自由的脂肪分子在含水多的血液裡會凝結成塊，好像湯裡的油花一樣。為了避免這樣的情況，脂肪分子會被肝臟包裹在小浮筒裡。當運輸小浮筒裝滿了足夠的脂肪分子（和膽固醇），就會被肝臟送進血管裡。它們現在踏上一段通過身體的旅程，並且對不同的器官和細胞敲門詢問，是否還需要一些脂肪。

通常肌肉細胞會說：「啊，是能量，太好了，儘管拿來吧！」允許自己享用一部分的脂肪。當脂肪供應過剩，就是我們現在面對的問題，肌肉細胞常會吸收多過於它們所需要的脂肪。結果是：脂

肪細胞裡也堆積了脂肪，並且導致我們的肌肉細胞也對胰島素不敏感。糖尿病確診離我們越來越近。

由肝臟生成並送到血管裡的運輸浮筒被稱為極低密度脂蛋白（VLDL，very low-density lipoprotein，這是一種蛋白質架構，裝載有不同種類脂肪，但整體來說都是低密度的脂肪）。極低密度脂蛋白像一輛運貨卡車，運輸脂肪分子和膽固醇到器官和身體細胞。因為它在旅程中會交出裝載的脂肪，所以自己會慢慢地變小，最後變成「低密度蛋白」（LDL，low-density lipoprotein）。因此低密度脂蛋白是極低密度脂蛋白的殘留物。

肝臟也特意製造運輸工具，將多餘的膽固醇從身體細胞運回肝臟。這個運輸分子稱為高密度脂蛋白（HDL，high-density lipoprotein）。有一個經驗準則：低密度蛋白數值高不利於健康，相對的，高密度脂蛋白數值高則是好的。含糖度高的食物會提高低密度蛋白的數值，並降低高密度脂蛋白膽固醇。許多帶著膽固醇的低密度蛋白顆粒堆積在我們的動脈壁上，會導致發炎並阻塞動脈。簡單說：不僅是脂肪，還有糖都會引起動脈阻塞。

後果特別嚴重的是：如果肝臟在極短時間內被果糖淹沒（廣義來說，這個情形適用所有能快速被消化的碳水化合物），我們可以想到，結果是肝臟形成相當多的脂肪顆粒，我們稱為「三酸甘油脂」（Triglyceride）。為了擺脫這股脂肪洪流，肝臟盡可能把很多的脂肪顆粒（三酸甘油脂）裝在運輸工具極低密度脂蛋白上。過程中產生──這是一個關鍵點──特別大型、肥厚的極低密度脂蛋白浮筒。

這個超級肥胖的載貨浮筒也會在流經身體的旅程中，把三酸甘油脂帶給我們的細胞，並且變得越來越小，就好像做了一次瘦身療

程。雖然它一開始非常胖，但是這個特別大的極低密度脂蛋白在瘦身療程後會變成很小的低密度蛋白顆粒，像細沙般滲入我們的動脈壁。就是這些細小的低密度蛋白粒子（專業術語 small, dense LDL 或是 sdLDL），越來越被證實出有極端的危險性：在過去幾年裡證實，它們會以最高幅度提高心肌梗塞的風險，比其他較大型的低密度蛋白粒子還高。所以，糖用這種方式促進了動脈阻塞和心肌梗塞的危險。

實際上，大量食用糖而提高因心肌梗塞所引起的死亡風險高得嚇人。一個哈佛大學參與的研究得到這樣的結果：如果一個人所攝取的卡路里有 10% 到 25% 是由加在食物中的糖獲得，大部分來自軟性飲料，飯後甜點，加糖的果汁和糖果，他因為心血管疾病造成的死亡風險會提高 30%。25% 或比例更高的卡路里攝取是經由添加的糖獲得，死亡風險甚至接近三倍！[19]

在這些研究中，含糖飲料不斷因為不好的結果而引人注意。我們真的可以不誇張地說，飲料如可樂、芬達、雪碧等，不僅是最不健康的碳水化合物，更可以說是最不健康的「食物」（至於 100% 的果汁，研究結果格外分歧和矛盾，也許是因為它們還有水果中刺激生物機能的物質，可以抵銷糖的有害作用。）

含糖飲料可能還會促進老化。有諾貝爾獎得主伊莉莎白・布雷克本（Elizabeth Blackburn）參與的一項新分析確定：軟性飲料喝越多的人，他染色體上端粒（Telomere）就越短。

曾經聽過端粒的人都知道，端粒縮短不是好消息。通常我們的遺傳物質在細胞裡被生化包裝包裹著，稱為染色體。染色體的兩端很敏感，就像鞋帶有小的塑膠或金屬套子，會被端粒保護。每一次細胞分裂的時候，這個具有保護作用的染色體套子就會縮短。簡

單來說：端粒越短，細胞也就越老。直到某個時候，端粒被「耗盡」，細胞也就死了。

布雷克本和他的同事發現：每天喝一杯可樂、芬達等飲料，大約 235 毫升（還不到四分之一升），根據對端粒的測量，細胞老化的程度向前邁進了 1.9 年。每天滿滿半升（590 毫升）的可樂和同類飲料，甚至可以在一般的細胞老化上再增加整整 4.6 年，相當於抽菸造成端粒縮減的加速老化現象！[20]

實驗：每天喝一公升可樂會對身體造成什麼影響？

許多我在這裡描述的代謝過程，是幾十年來人們從動物模型上發現的，[21]而許多大量攝取糖對人類有害是根據觀察性研究的結果。對這些研究抱持懷疑很恰當，很有可能喜歡喝可樂那類飲料的人基本上不屬於喜歡在陽光下運動的健身狂，而有健康意識的人大都會避免含糖飲料。我們如何能確定，真的是因為糖，而不是因為不健康的生活形式，導致老化加速並提早死亡？又是一個老問題：因果性還是相關性？

還有：糖會導致卡路里過量，並因此產生肥胖症，然而肥胖症也會造成一部分觀察到的問題。可口可樂和軟性飲料的公司最愛這樣的論點。這最終意謂著，不是**他們**製造類似香菸的有害產品，而是**我們**自己的過錯：我們就是不能克制自己，而且活動量太少！換句話說：我們貪得無厭又很懶。

只有做人體實驗才能把事情弄明白，雖然這種形式的實驗幾乎會傷身體。然而也只有藉助實驗才能釐清學者推論的代謝模式是否正確？是否真的會**造成**觀察到的健康問題？直到最近幾年才有做

一些大型昂貴的人體實驗，大致來說證實了我們擔心的事。在這裡舉出兩個我認為特別重要的實驗，它們也具有很高的嚴謹性和正確性：

第一個實驗裡，丹麥學者把將近 50 名介於 20 到 50 歲過重的測試者隨機分成四組。所有測試者在接下來的半年裡按照習慣進食，只做一點小改變：第一組每天要喝一公升的可樂，第二組則喝一公升低脂牛奶（脂肪比例 1.5%），第三組一公升的健怡可樂，第四組一公升的水。

當然用健怡可樂和水做比較不公平，因為它們不含卡路里。因此第一組和第二組之間（可樂 vs. 牛奶）是否會出現差別就更加扣人心弦，因為可樂和低脂牛奶單從卡路里來看幾乎一致（實驗中使用的可樂每公升含有 440 卡路里，牛奶甚至還多一點：460 卡路里）。

而真的，半年後，各組之間出現了明顯差別。可樂組血液中三酸甘油脂往上竄升了 32%，整體膽固醇上升了 11%，牛奶組在這方面沒有改變。檢驗肝臟時，差別更是極端：可樂組的肝臟脂肪堆積情形跟牛奶組相比，增加了 143%。整體的脂肪增加量雖然各組都類似，但每天喝可樂更導致內臟脂肪大為擴張。當極低密度脂蛋白運輸浮筒裝著三酸甘油脂在身體沿路分配脂肪的時候，它們似乎特別喜歡把脂肪卸在不該卸而且會造成傷害的地方。[22]

簡短整理一下，收集到的研究結果會導致下面一波波的反應：

1. 長期攝取含糖量高的食物會導致脂肪肝。肝臟因此會對胰島素不敏感。

2. 肝臟試圖去除多餘的脂肪，並將形成的脂肪分子用大型載滿三酸

甘油脂的運輸粒子（VLDL）運送到身體其他各處，其中包括肌肉，結果是肌肉也變肥，而且也對胰島素產生阻抗。

3. 胰臟提高胰島素的生產量，以回應胰島素阻抗。血液中有更多胰島素循環。各式各樣老年疾病的風險提高，從體重過重到癌症。

4. 肝臟多餘的脂肪還會在腹部卸貨。腹腔脂肪發炎，有害的發炎物質使胰島素阻抗和老年疾病的發展惡化。

5. 在流經身體的過程中，特別大型的極低密度脂蛋白會變成細小的低密度蛋白粒子（sdLDL），它們部分會聚集在動脈血管壁上，使其堵塞。心肌梗塞的風險再一次惡化。

　　所以會產生一連串疾病：由中心軀幹累積脂肪到脂肪肝、胰島素阻抗發展至糖尿病、體重過重，並且大大提高了罹患心血管疾病的風險。

　　還有其他的實驗證明，這個破壞性強大的新陳代謝災難主要歸咎於糖裡的果糖。其中一個實驗讓兩組測試者在十個星期內，每天三次服用一杯豐富的葡萄糖或果糖。十個星期後，雖然所有參加人員的體重都增加了，進一步觀察卻顯示兩個測試組之間的明顯差別。葡萄糖組的多餘卡路里以脂肪形式直接囤積在皮膚下面，也是脂肪應該被儲存的地方。果糖組絕大部分的多餘卡路里卻囤積在腹腔內部。另外，果糖也導致肝臟內形成更多脂肪、胰島素阻抗，而且做「果糖飲食」的時間越久，危險的低密度蛋白粒子（sdLDL）數值也越往上攀升（所有這些現象都沒有出現在葡萄糖組裡）。[23]

糖的結論

　　從所有這些研究中可以得到什麼結論呢？也許是一個謹慎的結論：過去把一個營養素挑出來，例如脂肪，然後批評得一文不值，這種做法會帶來不良的後果。長久以來我們聽到的承諾是，只要你放棄脂肪，特別是飽和脂肪酸，一切就沒有問題。而我們？我們做了什麼？我們聽了建議，把重點多放在沒有脂肪，卻常常添加許多糖的產品上！建議的立意良善，事後卻證明過於短視。脂肪恐懼症的副作用之一是提高了糖與其他加工過的碳水化合物的價值。當然這不是我們想要的結果，但是人總得吃些東西。所以我們要避免這種妖魔化的陷阱。

　　然而對我來說，警告不要糖過多有一點不一樣。第一，這裡不在批評整個營養素，而是一個具體的物質。但糖或果糖本身不是「邪惡的」，問題在於我們現在面對的糖前所未見、最不自然，而且數量最多，長時期下來會傷害身體。尤其是我們把大量的糖帶進身體的速度驚人（可樂、果汁、含糖飲料等），會造成傷害。

　　所以我的結論是：放棄清涼飲料和節制食用甜點和果汁，大概就已經走在通往健康飲食的路上了。此外還要注意早餐不吃甜點，主餐不吃偽裝的甜點，我們就更能享受飯後甜點了。

第 5 章

碳水化合物 II：
為什麼有些人只對低碳飲食有反應

有人想把自己吃死，卻成功地失敗了

　　史卡德曼（Sten Sture Skaldeman）在早年是個胖子，而且還越來越胖。為了減肥，他遵守「官方」的飲食建議。放棄奶油，攝取大量的麵包、義大利麵和波倫塔（義大利玉米粥）。結果，他的體重增加了。40 歲的時候，史卡德曼體重超過 100 公斤。絕望之際他採取激烈的飢餓手段，體重每每會在短時間內降低，然後又攀升到超過 125 公斤。

　　史卡德曼開始研究節食書。其中一本書說：不吃脂肪就不會變肥。史卡德曼服膺這個「原則」，然後體重繼續上升，直到這位身高 175 的瑞典人讓體重計顯示 150 公斤。關節痛得難以忍受。史卡德曼有時候需要別人協助他穿襯衫。心臟的狀況也很糟糕：負荷過重的幫浦幾乎無法供血液給肥大的身體。光走去家門口的信箱就是個挑戰，每走幾公尺就讓史卡德曼得休息喘口氣。

　　有一回看醫生的時候，醫生告訴他，他，史卡德曼，有醫院有

史以來量過最高的血壓。[1] 一位心臟科醫師診斷出心臟衰竭。除此以外（而且對本章特別有啟發性）他身上還檢驗出天文數字般高的空腹胰島素濃度。換句話說，史卡德曼的細胞堆滿了很多的脂肪，以至於它們對胰島素麻木，血糖無法進入細胞而更導致胰臟大量提高胰島素的分泌量來平衡。「活得像地獄一樣。」史卡德曼用這句話簡短且露骨地對我總結他當時的情況。[2]

終於有一天，在他又一次挑戰減肥失敗之後，他無法再繼續下去了。那是 1999 年的秋天。史卡德曼還沒有 60 歲，是四個小孩的爸爸。雖然如此，他已經筋疲力盡，決定從現在開始把所有的飲食建議拋在腦後。他要放縱自己，只吃自己覺得好吃的東西。這樣可能會提早把自己送進墳墓，他願意承擔。

所以史卡德曼在一天之內徹底改變了飲食計畫。不再聽從規定和禁令！現在早餐有煎培根和荷包蛋，午餐享用愛吃的肉，而晚餐為了變化，吃更多的肉。羊小排和牛肋排用盡最多的奶油和油脂多的鮮奶油醬料理。這一切太美好了，因為以前一直存在的飢餓感終於被舒服的飽足感取代。另一方面史卡德曼也清楚，身體無法配合這樣罪惡的生活方式太久。

然後是個大驚喜：幾個星期過後，史卡德曼站上體重計，幾十年來第一次沒有發出熟悉但又令人憎惡「砰」一聲！指針很神奇地在到底之前停了下來。一年後，史卡德曼變苗條，覺得自己健康得像隻年輕的羚羊。[3]

胰島素阻抗：營養充沛世界的代謝失調

大部分的營養學者和醫生會把史卡德曼的變化當成一個「有趣

的軼聞」了事。也許有趣，也可能甚至讓人感動，但不能證明任何事，整體來說反而比較讓人困惑，因為眾所皆知這種多吃肉的阿特金斯飲食法並不屬於最健康的。為什麼我在這裡講他的故事呢？難道我忘了自己對阿特金斯飲食法和動物性蛋白質的論述嗎？

　　答案是：我報導史卡德曼的故事，不是因為我認為他飲食習慣改變普遍來說很健康並值得推薦。相反的，根據現有的認知，我們必須判斷他這樣做並不健康。對我來說，史卡德曼的新飲食方式不是表率，不足以讓所有人去效法。但是我會說，史卡德曼是個極端的例子。有時候極端的例子會透露一些對於一般情形來說很重要的訊息，它會把一個基本現象的核心尖銳刺眼地呈現出來。所以我報導史卡德曼的故事，因為他的經驗傳授我們一些關鍵性認知。到底是什麼呢？

　　如果不是在過去幾年裡有越來越多的新發現和認知，在原則層面上證實了史卡德曼所經歷的一切，我也許不會太嚴肅地看待他的變化。新的認知揭示，史卡德曼的故事遠遠超過一個單純的軼聞。這從下列簡單、幾乎已經是理所當然、但是對實務非常重要的觀察開始：如果實驗不同的飲食法（阿特金斯、區域、低脂理論等等），可以看見飲食法的成功是很個人的事。不論檢驗什麼飲食法，總有接連不段的測試者因此減肥成功。他們一年內減輕 10 公斤、20 公斤或是到 30 公斤的體重。像史卡德曼這樣的例外甚至還有更多。他們的身體對新的飲食法反應出奇地好，彷彿那是為他們設計的。在其他人身上，**同樣的**飲食法完全沒有效果，更糟糕的是，有些人還會因為節食而變胖！

　　加州史丹佛大學在許多研究中對這方面鑽研了多年。[4] 研究學者在原本的實驗中，將超過 300 名過重的女性以隨機方式分成四

組，測試不同的飲食法，從阿特金斯到低脂。一年後的總結：雖然**平均來說**阿特金斯飲食是最有效的，還是有女性用了這個方法卻沒有減少一丁點體重。有些女性在測試阿特金斯飲食法一年後比以前更胖。低脂飲食也有類似的情況。對，**每種**飲食法都會出現這種現象。

　　你還不覺得驚訝？好，現在會變得比較有趣。因為一開始就測量出所有測試女性有不同的血液值，所以研究者再度檢查這些數據，並把血液值和體重改變做比較。這裡出現的現象特別值得注意：對胰島素高度敏感的女性對低脂飲食的反應比對低碳飲食要好，其他的研究團隊也遇到的同樣的效果。[5] 至於那些有明顯胰島素阻抗的女性，現象正好相反：這些女性的身體好像根本不想與低脂飲食和諧相處。如果她們被編進低脂飲食組，體重就幾乎沒有減輕。她們的身體對低碳飲食反應更好。在不同大學所做的許多研究中，也不斷觀察到這種關係（總體來說，效果比胰島素敏感的人進行低脂飲食來得更清楚穩定）。[6] 綜合來講：如果身體對胰島素敏感，就能不費吹灰之力地消化碳水化合物，也可以處理較大量的碳水化合物。若是有胰島素阻抗，碳水化合物就會成為問題。所以胰島素阻抗簡單來說就是一種碳水化合物不耐症。

　　如果深入研究結果，可以確定，如果規定有胰島素阻抗的測試者攝取低脂高碳的飲食，他們沒有辦法**堅持**下去。他們就是無法配合！好像這種飲食方式完全不合他們的心意。[7] 拒絕的理由是什麼呢？他們到底想什麼呢？我們不能堅持一種飲食法的理由是什麼？當然有各式各樣的原因，但是大都單純是飢餓感扮演了決定角色。也許特定的人特別不滿意低脂飲食，因為這種飲食基於某些原因讓這些人特別飢餓？

　　在詳細檢驗這個問題之前，我們先簡短地確定一下：有一群對胰島素有阻抗的人，低脂飲食法對他們而言注定失敗。低脂就必然表示，飲食的主要部分由碳水化合物組成。如我們所知，「官方的」飲食建議幾十年來（在我們德國也一樣）是避免脂肪，取而代之的是攝取碳水化合物，尤其是麵包、馬鈴薯、麵條或是波倫塔。如果有人像史卡德曼一樣乖乖地遵從流行的飲食準則，但是有胰島素阻抗，那他的減肥計畫就會碰壁：他正好做了在他身體上行不通的事，而我們馬上會解釋其原因。只有像史卡德曼勇於把建議擺在一邊，敢於去做「禁止的事」，大膽嘗試那惡名昭彰、「危險的」低碳飲食，身體才會有反應，而肥肉才會消融。

　　但是很諷刺的是，正是過重的人常常受到胰島素阻抗折磨。[8] 原因如下：長期飲食過量，脂肪組織終有一天不能再儲存多餘的脂肪（不過每個人可以承受多少脂肪有很大的個別差異）。如果我們公寓的儲藏室過滿，由於頻繁的網上購物，不可抗拒的消費品不斷堆積，就不得不犧牲公寓的其他空間，讓出來給新添購的物品。遲早整個家包括起居室，都會被堆滿。我們身體裡面的情形也類似，如果傳統脂肪的儲存限度（直接在皮膚下方的脂肪組織）達到極限：多餘的卡路里從現在開始，會以脂肪形式囤積在身體原本不屬於脂肪的地方。脂肪會逐漸堆積在腹腔內部區域和器官的細胞裡面，例如在我們的肝臟和肌肉細胞。

　　腹腔內部脂肪會分泌發炎物質，並且已經可以引起胰島素阻抗。再加上剛剛提到的肝臟和肌肉細胞內的脂肪。這些脂肪會阻礙這些細胞內的訊息傳遞，其中也包含胰島素的訊息傳遞，這同樣也會導致胰島素阻抗。（到某個程度來說，過量飲食一開始造成體重增加只是我們付出的代價，讓我們不會馬上罹患胰島素阻抗和糖尿

病：多餘的卡路里會被健康的脂肪組織以良性方式「藏起來」。原有的脂肪倉庫負荷越重，不能再接受多餘的卡路里時，就會距離胰島素阻抗和糖尿病越來越近。）

　　長話短說，身體「肥胖」會導致胰島素阻抗。因為體重過重已逐漸成為全球的正常現象，所以胰島素阻抗也會逐漸成為這個新正常現象裡固定的成分：胰島素阻抗是飲食豐盛世界裡的代謝失調。所以胰島素阻抗不再是罕見的例外，而將會變成規則。因為後果如此嚴重，我在本書內會常常談起它。

　　我們做個總結：身體越胖，特別是腹圍越寬廣，一般就會對胰島素更有抗性。當我們體重過重時，必須考慮到我們在某個程度上有胰島素阻抗。換句話說，因此也到了關鍵點上：當我們比較需要節食的時候，身體對傳統的飲食建議沒有反應，反而會對一個一直被大多數專家厭惡的低碳飲食有反應！人們不建議我們這樣的飲食，對，人們偏偏警告我們不要執行一種在身體裡最能發揮作用的飲食方式，反而建議我們攝取一種被身體拒絕的飲食。

　　我在圖 5.1 把這交互作用再做了一次綜合整理：胰島素敏感的人想要減重，比較能適應低脂飲食。相反的，對胰島素有阻抗的人最好是攝取低碳飲食。想要減肥的人必須回答下面主要的問題：我的胰島素情況如何？我的身體細胞對胰島素敏感，還是對胰島素有抗性？

　　最後這只能在醫師診所或是實驗室裡確定。然而還是有一些「外在的」依據可以推測胰島素阻抗。我們的風險會提高，如果：

- 如前所述，體重過重並且缺乏運動。[9]
- 腰圍超過 100 公分（肚臍高度的腰圍）。[10]

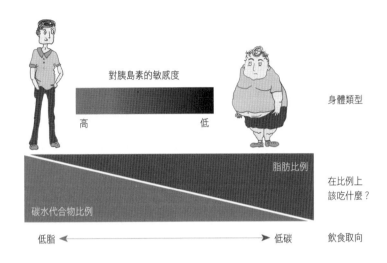

圖 5.1：可以判斷身體細胞對胰島素有多敏感的最可靠外在依據是體重和腰圍。體重正常，腰圍在 100 公分以下，胰島素阻抗的情況比較少出現。這表示，身體一般來說對胰島素的反應很好。在這種情形下，低脂高碳飲食（低脂）對身體有利。我們在體重計上的額外體重越多，腰圍越向外，胰島素阻抗的風險也就越大。在這種情形下值得推薦的是低碳高脂的飲食（低碳）。（你也許會問，左邊那個類型的人是否真的需要節食。你問的有道理：他不需要。請不要太按照畫面來理解這兩個誇張表現的卡通人物，而是把他們當成一個連續光譜的兩個極端。）

- 近親（父母、兄弟姊妹）有第二型糖尿病。第二型糖尿病大部分是胰島素阻抗的直接後果，在這個階段，身體無法再通過足夠（增加的）胰島素來克服胰島素阻抗，進而控制血糖。結果：血液長期含有過多的糖。[11]
- 患有高血壓，最遲在重複測量到 140/90 mmHG 或更高的血壓值時。（測量單位 mmHg 表示「毫米水銀柱」，Hg 是水銀化學符號。這個縮寫來自拉丁文 *hydrargyrum*）。目前血壓測量器已經是每個人能負擔的器材，直得定期檢查血壓。
- 得到醫師的證實，根據血脂的數值，三酸甘油脂提高了（每分升 150 毫克起或是每公升 1.7 毫莫耳）而且高密度值脂蛋白膽固醇太低（粗略地說，每分升在 40 毫克以下或是每公升 1 毫莫耳）。[12]

　　你還可以自己測量血糖濃度。糖尿病患者經常自己測量，血糖測量儀器目前也非常便宜。如果你的血糖濃度高得不尋常，不論是空腹和／或者在吃了許多碳水化合物的食物之後也指出有胰島素阻抗：你的細胞不再好好聽從胰島素的指揮，結果是有太多的糖在你的血液中循環。

　　你也許會問，為什麼血糖濃度在空腹狀態（早上吃早餐前）會提高呢？畢竟我們已經有好幾個小時沒有進食。答案是：這要感謝你的肝臟。夜晚，因為我們沒吃東西，而血糖濃度下降，肝臟會投入工作，把葡萄糖送入血管，特別是讓我們的大腦二十四小時都有葡萄糖的供應。胰島素會抑制肝臟製造葡萄糖，不讓它失去控制。胰島素也用這種方式在夜裡控制我們的血糖濃度。然而如果肝臟堆滿了脂肪，並且對胰島素變得不敏感，那胰島素就失去了煞車的功

能，因此我們的血糖濃度就算在空腹的時候也是高居不下。所以早晨血糖數值提高，表示肝臟對胰島素有抗性。

一般來說，我們吃早餐前的血糖濃度介於每分升 70 到 100 毫克（以每公升毫莫耳計算：則介於 3.9 到 5.6）。超過 100 就不算理想。126（＝ 7 毫莫耳／公升）以上就被正式認定為糖尿病。注意：懷孕女性的標準比較嚴格，大約每分升 92 到 95 毫克以上就已經算是妊娠糖尿病。

每頓（含高碳水化合物）飯後，每個人的血糖值都會升高，但是如果攀升到 200（11.1 毫莫耳／公升），那就是失去控制了。這是你的肌肉對胰島素有抗性的訊息，並且拒絕吸收血液中的糖。如果你確定血糖過高，建議你去看醫生，查明原因所在以及應該做些什麼。

脂肪當作替代燃料

當我們年輕、苗條和有活力的時候，身體細胞通常還對胰島素特別敏感。這表示，我們的身體可以毫不費勁地將攝取並進入血液中的碳水化合物當成能量來源利用，如人們所說，加以「燃燒」。碳水化合物的代謝仍無懈可擊。

隨著年齡增長，對胰島素的敏感度很常見地會隨之下降，並導致我們在晚年不再能耐受那麼多碳水化合物。因此年紀也是產生胰島素阻抗的另一個風險因子。

對此你必須知道：你的血液在空腹狀態下所含的葡萄糖不超過一茶匙（大約 5 克）。如果我們假設身體大約有五到六公升的血液，而這幾克的糖溶解在裡面，很明顯：血液不是特別甜的汁液。

（在這裡做一個澄清：如果我們說到「血糖」，指的一直是葡萄糖）。

　　只要我們吃進幾片麵包或是一盤馬鈴薯還是麵條，情況在短時間內就會改變，數倍的糖量會湧進血液裡循環。碳水化合物主要是由澱粉組成，也就是由一大堆彼此相連的葡萄糖分子組成。這些長串的糖鏈會在腸裡分解成單一的葡萄糖分子，然後才能被小腸吸收。血液從現在開始加足了單糖。但是身體不想要過多或是過少的葡萄糖在血液中循環。太多葡萄糖尤其會造成傷害，因為血液中的糖傾向於跟身體各式各樣的結構，特別是蛋白質結構「黏在一起」。

　　例如葡萄糖分子會和血紅素黏在一起，這是讓血液細胞呈現紅色的物質。被沾黏的血紅素比例也可以讓醫師測量，可以得出所謂的糖化血色素（HbA1c）。糖化血色素能透露許多訊息，可以告訴我們的不是目前的血糖濃度，而是過去兩三個月的血糖情況。如果數值很高（大約 6% 以上），表示調節力受到限制：血糖長期過高，身體從內部「沾黏」，是一種老化形式。

　　另外有一些香料和植物化學成分（例如已經提過在黑巧克力中的黃酮類化合物）有能力促進身體細胞對胰島素的敏感度，對血糖濃度有正面效果。在這方面出類拔萃的例子是肉桂：經常食用肉桂可以降低血糖濃度，並帶來較少的糖化血色素。（注意：一定要選用「真的」斯里蘭卡的錫蘭肉桂，而不是中國的肉桂，後者含有大量的香豆素，這是一種高劑量時具有毒性的物質。）[13]

　　因為葡萄糖分子在血管裡有侵略性，所以數量增加時身體就會行動，努力將多餘的葡萄糖分子從血液中分離出去，並把它們安全地隔離在身體細胞裡面。相對的，如果血糖濃度降低到危險界線以下，大腦的反應就會很慌張，因為要維持運作和存活，大腦必須依賴恆定的能量供應，這不能直接從脂肪得到。所以它依賴不間斷的

葡萄糖供應。

由於這些原因，我們的血糖濃度受到嚴格的監視。在此，胰島素如我們所知，扮演了關鍵性的角色。胰島素讓血糖維持穩定。胰臟一旦分泌胰島素，並向身體細胞敲門，細胞便打開越來越多的閘門，以便吸收血液中的糖分子。這種情況每次都會在我們吃了一頓富含碳水化合物（由葡萄糖組成的）餐點之後進行。

胰島素不僅讓葡萄糖從血液進入細胞裡面，它也是儲存脂肪的荷爾蒙。隱藏在後面的生物學邏輯如下：如果有大量葡萄糖在動脈中循環，通常表示我們剛吃過飯。如果血中葡萄糖和連帶的胰島素濃度都高，這表示能量供給情況很好，不需要把脂肪當作能量來源燃燒，因此胰島素傾向抑制脂肪燃燒。因為肌肉和肝臟的胰島素阻抗連帶會提高胰島素濃度，這表示，如果我們有胰島素阻抗，脂肪組織會頑固地堅守著脂肪（直到有一天它自己對胰島素也沒有反應為止）。所以有可能我們雖然有豐富的脂肪庫存，卻不能取用這個能量資源，就好像是目前無法提領的銀行定存。如此一來也許才能解釋，為什麼我們有那麼多的脂肪還是會肚子餓：由於脂肪的堆積，使很多細胞都對胰島素產生抗性，連帶使胰島素值提高，這又導致脂肪不能被當成能量來源使用，因為胰島素阻礙脂肪燃燒。

詳細的關係一如往常很複雜，而且還沒有完全被解密，但是一個基本的假設是：身為對胰島素有抗性的人，每次大快朵頤碳水化合物的食物如麵包、煎馬鈴薯、一大碗米飯，就像是火上澆油，碳水化合物的洪潮提高血糖，並讓已高居不下的胰島素繼續向上攀升。

我們吃的蛋白質在某個程度上也會導致胰島素上升。唯一在代謝上比較不依賴胰島素的主要營養素是脂肪。[14]這可能就是為什麼

對胰島素有抗性的人的身體對低碳高脂的飲食反應比較好：對胰島素有抗性的人，他的身體處理脂肪燃料比碳水化合物燃料更有效。因此脂肪就像是「能量的替代來源」，就算是對胰島素有抗性的人也能有效地利用。[15]

　　研究顯示：如果在對胰島素有抗性的情況下放棄碳水化合物，並將飲食改變為以脂肪為首要燃料，整體的新陳代謝也會做有利的轉變。[16] 慢性失調的胰島素變得穩定，胰島素導致脂肪儲存的情況（根據現在的推測）會停止：脂肪終於可以從脂肪組織釋放出來，供身體其他部分使用。好像人們又可以使用定存一樣。雖然攝取大量的脂肪，但也正因為人們吃進大量的脂肪，脂肪因為胰島素下降而溶解。有利的結果是：多餘的能量被釋放出來，長久以來的飢餓感也被滿足了。

　　另外，我們也可以用運動來增強和加速這個康復過程。只要一活動，細胞就會「自動地」開始增加從血液中吸收的葡萄糖，**完全不受胰島素的左右**。視運動強度而定，肌肉細胞在運動時甚至可以吸收 50 倍的葡萄糖量！[17] 運動也可以促使身體對飯後不同的飽足訊息反應更靈敏（胰島素當然也是其中一個）。因此，運動無疑也能幫助減肥。

　　但是單單用運動不夠！[18] 因為運動會讓人飢餓，所以大都也會吃更多。[19] 在一項研究中，英國的生物心理學家開給一組測試者一星期的運動計畫。其中出現下列現象：那些因運動而體重明顯減輕的人，這段時間內也吃了更多的水果和蔬菜。而其他的人（不論原因為何）吃**比較少**水果和蔬菜，而且傾向於多吃垃圾食物，結果是，雖然做運動但仍然沒有減輕任何體重。[20] 換句話說，即使密集做運動，要減肥，飲食還是很重要。

我以前一直以為有運動就可以塞進所有的食物，因為我很努力跑步。這是個錯誤的想法，反而常常會害人。只有運動結合健康的飲食調整，才真正可以預期有很大的轉變：人會覺得神清氣爽，有活力，血壓下降，壓力減低，睡眠品質變好（這又會改善壓力情況等等）。而且除此之外（或是跟所有結果有關），運動經證明是對抗胰島素阻抗高度有效的良方。說「高度有效」並不誇張：根據可靠的研究指出，搭配上減重的效果，運動比現在最常開的雙胍類降血糖藥（如 Metformin）更能有效治療胰島素阻抗和預防糖尿病。[21]

超越阿特金斯飲食的低碳飲食

低碳飲食的團體在很多方面有道理：對胰島素有抗性的人，身體的特徵是對碳水化合物有一定程度的不耐。想要對身體好，不只應該放棄糖，還應該節制所有的碳水化合物炸彈——麵包、馬鈴薯、麵條和米飯。體重過重的人數增加，胰島素阻抗也步步進逼，低碳運動將會越來越受歡迎。

在我看來，低碳飲食這派的最大弱點是：不少低碳的粉絲把焦點專注在胰島素身上，以至於有時候看不到整體。他們的重點是讓血中胰島素下降。但是除此之外，還有些元素對健康飲食也扮演了角色，卻被我們忽略。

我認識許多（聰明的）低碳追隨者，他們像史卡德曼一樣，一向不在肉類、培根和雞蛋上節制。因為這些食物幾乎不含或是沒有碳水化合物，所以屬於「好食物」。結束。但是如果很小心地提一些研究結果，指出太多的動物性蛋白，特別是加工過的肉類製品並不是完全沒問題時（撇開蛋白質也會刺激胰島素不談），他們通常

會很有技巧地把話題岔開。對許多低碳的粉絲而言，碳水化合物讓人生病，罪責難逃，跟它相比，所有其他的食物都是無害甚至是有益健康的良藥。在極端的例子中，這種態度也有些合法性。史卡德曼現在過的比 20 年前健康？很顯然是。徹底改變飲食習慣是個好主意嗎？毫無疑問。他的飲食理想嗎？肯定不是。一個有胰島素阻抗的人除了拿他做榜樣之外，就別無選擇了嗎？不是。

到了做總結的時候。如果你想減重，但是懷疑或是從醫師那裡得知，你身體的胰島素敏感度受到限制，無論如何你都要嘗試碳水化合物減量的飲食。最好實驗兩三周，看看身體的反應如何。我的情況是這樣：如果我放任自己幾星期（大都是因為壓力或者旅行），我可以相當快而且沒什麼痛苦就恢復到理想的體重，只要我堅持把碳水化合物的量減少一段時間。但是我不採取阿特金斯飲食法。想要嘗試低碳飲食的人不必一定要遵循阿特金斯飲食法，是的，最好不要。有別的方法，而且更健康：

- 不吃香腸、培根、火腿、義大利香腸和熱狗等形式的加工肉品。偶爾吃一塊野味，一塊草飼牛排和放養的禽類沒有問題，更好的選擇是海鮮，尤其是多脂的魚。
- 可以用奶油、鮮奶油和椰子油，但更好的是高品質的橄欖油（每天幾湯匙）。每天兩湯匙橄欖油不僅可以幫助過重的第二型糖尿病患者減重，還可以在短短幾個星期後就降低血糖和糖化血色素。[22]
- 為了讓處理脂肪的速度加快，可以試一試 MCT 油（MCT 是「中鏈三酸甘油脂」，一種中等長度脂肪酸，更多資訊在稍後談論脂肪的章節）。這種脂肪酸很寶貴，椰子油雖然常常

被稱為 MCT 油，但是它只含有 15% 的 MTC。也有「純的」MCT 油（通常由椰子油萃取出來），根據初步的認知可以幫助減肥，並提高對胰島素的敏感度（我以謹慎小心的態度說出這些，因為研究結果還相當新，特別是因為我們這裡提到的是一個加工處理過的產品）。[23] 每日推薦劑量：10 到 20克，相當於兩到三湯匙。MCT 油之所以受歡迎是因為「防彈咖啡」（Bulletproof Coffee），可以讓人一大早就治癒他的脂肪恐懼症。食譜：一杯咖啡、一湯匙用草飼牛製造的奶油、二至三湯匙 MCT 油。所有材料用攪拌器好好攪拌。喝了這杯還不清醒的人也沒救啦！

- 每種蔬菜都很歡迎。你應該盡可能多吃，嚴格的例外是馬鈴薯，它會讓血糖快速上升（更多資料在下一章）。

- 吃大盤的沙拉，搭配許多種子核仁。我個人每星期好幾個晚上「只」吃一座小山式的沙拉（野苣，蘿蔓萵苣，芝麻菜……）有時候加上蝦子、油炸雪蓮子餅、牛肝菌或雞油菌。順便給個小提示：沙拉醬和油炸雪蓮子餅很適合添加薑黃（一種橘黃色的薑）來增添風味，有研究指出薑黃能夠提高細胞對胰島素的敏感度。[24]

- 多攝取健康的蛋白質和脂肪來源，如豆類、小扁豆、雪蓮子、堅果、橄欖和酪梨（豆類雖然含有豐富的碳水化合物，但還是對身體有益，我們將會在下一章看到）。

- 所有的食用菇（蘑菇、香菇等）很值得推薦。

- 乳酪沒問題，有控制地攝取蛋也沒問題（我只買那些野放、有機飼養母雞下的蛋。經驗法則：一星期最多七顆蛋，所以平均每天至多一顆蛋）。我最喜歡的低碳午餐是卡布里沙拉（番茄、莫札瑞拉起司、新鮮羅勒、一點義大利香醋，胡椒

和許多橄欖油，然後用湯匙食用！）。

- 希臘優格當飯後甜點（也可以用凝乳）是個非常好的選擇，例如加上（脂肪豐富的）奇亞籽或亞麻仁，或一點水果。在這裡最推薦的是莓果。例如藍莓也可以提高細胞對胰島素的敏感度。[25] 蘋果雖然糖分多一點，但還是很好：蘋果（尤其是果皮）[26] 是根皮苷（Phlorizin）濃度很高的來源，這是一種植物化學成分，能遏止小腸吸收葡萄糖。結果：較少的葡萄糖進入血液循環，可以降低胰島素的反應。[27]

- 除此之外，好處多多的還有綠茶[28] 和之前說過的黑巧克力（越黑就越少糖）。[29] 經證實，它同樣也可以刺激對胰島素的敏感度。

- 最後也重要的是：晚餐時可以喝一小杯不甜的（dry）紅酒，甚至可以多於一小杯。

喝紅酒不是開玩笑。在一次難得的實驗中，200多名糖尿病患者被分成三組：一組分到紅酒，另一組白酒（兩者皆是含糖量低的葡萄酒），最後一組比較倒楣只得到礦泉水。從那時起兩年（！）所有人在晚餐時都得喝150毫升分配到的飲料。兩年後的結果：只有喝酒的人身上的血糖控制有改善，而白酒達到的效果最好（平均空腹血糖值與礦泉水組相比，每分升大約下降了17毫克）。[30] 關於酒精可以在第7章得到更多資料。

最後附帶說明一點：胰島素阻抗和碳水化合物不耐症並不是全有或全無的現象。不是所有人都是史卡德曼，把碳水化合物降到最低限量對他來說終生有益。我們大多數人的胰島素阻抗一定沒那麼突出，這也表示，我們可以承受比較多的碳水化合物。

　　另外，你一旦減輕了體重，消失的不只是脂肪庫存。腹腔內部的脂肪和它的發炎物質，以及囤積在肌肉、肝臟和其他身體細胞的多餘脂肪都會減少。這表示，你的細胞又重新獲得對胰島素的敏感度。你消除的肥肉越多，身體對胰島素也就越敏感，碳水化合物不耐症也就越輕。如此下去，極端的（碳水化合物極低）飲食和隨之而來的體重大量減輕，就算是確診了糖尿病，常常也能逆轉和治癒。[31]

　　大多數人在幾星期或幾個月後，又可以慢慢地在飲食中加入較多的碳水化合物。多少碳水化合物才是理想的分量，到最後沒有人比你自己知道得更清楚。而你只有透過嘗試才能找出來：再度開始吃麵包和麵條時，自己的感覺如何？這讓我比以前更餓？仔細觀察每個改變：體重又悄悄回來了？體重維持住了？這裡很重視樂於實驗的精神和自我觀察。我覺得這種實驗不僅有趣，還很有建設性：你得到一個經驗，你不是任由體重擺布，不是一點辦法也沒有，而是可以透過一點練習來掌控身體。然而，在我們把碳水化合物再度納入飲食的時候，必須注意攝取比較健康的碳水化合物。哪些碳水化合物比較健康，接下來就要揭曉。

第 6 章

碳水化合物 III：
這樣辨識健康的碳水化合物

四個關鍵標準

對我們大多數人而言，健康方面最關鍵的不是攝取的相對數量，而是攝取的碳水化合物**形式**。什麼是讓碳水化合物比較健康或比較不健康的因素？這裡有四個決定性的標準：

1. **固態還是液態**：我們在第 4 章已經討論過這個主題，所以這裡只簡短扼要地說明：整顆水果要比榨的果汁好。蘋果和蘋果汁真的完全是兩碼子事。第一，整顆水果含有較多的養分。第二，因為跟膳食纖維之間的完整結構，糖分進入血液循環的速度會比較慢（也想一下其他物質，例如特別是位於蘋果皮上的根皮苷）。第三，一顆蘋果或是一顆橘子不容易讓人食用過量。但是榨的果汁可以讓我一口氣很開心地喝下八顆「蘋果」或「橘子」。

2. **加工程度**：攝取的食物形式越原始自然，對我們越有益（例外：
   有些蔬菜裡有益的植物化學成分偶爾要透過切割、烹飪，或是加
   熱才會釋放出來，被人體吸收，例如番茄的紅色色素茄紅素）[1] 在
   這層關係上，特別重要的是穀類的加工。用整顆麥子做的麵包
   和用精磨麵粉做的全麥麵包和白麵包之間有天壤之別。

3. **膳食纖維**：另一個判斷高碳水化合物食物的經驗準則是，這個
   食物在整個碳水化合物的比例中能提供我多少膳食纖維（膳食纖
   維是植物細胞的一個成分，是無法被身體消化的碳水化合物，
   這一章裡還有更多資料）。你應該盡可能得到許多膳食纖維。如
   果消化的碳水化合物和膳食纖維的比例在十比一以下，也就是
   十克的碳水化合物至少提供一克的膳食纖維，就是好的。[2] 比
   例是五比一更好。常常（可惜不是一直）能在食物的營養價值
   表上找到這些數值。從這個角度看：一般的碳水化合物才是負
   擔。例如：白色印度香米每 100 克含有 78 克的碳水化合物，但
   是只有 1.4 克的膳食纖維。78 除以 1.4 得到 56，這表示，56 克
   的碳水化合物中有 1 克的膳食纖維。我的黑色小扁豆看起來就
   好多了：41 克的碳水化合物提供 17 克的膳食纖維。41/17 ＝
   2.4，比例遠在 5 之下，非常理想。單單出自這個原因，我喜歡
   小扁豆更勝米飯（另外一個原因是米常常受到砷的汙染）。[3]

4. **升糖指數**（GI）或是碳水化合物多快能被身體消化：能快速被
   消化的碳水化合物會帶來有害的血糖和胰島素高峰。當你面對
   選擇同類型食物而猶疑不定的時候，可以拿升糖指數做參考標
   準。例如米飯，曾提到的白色印度香米雖然膳食纖維含量少，

但是它把碳水化合物釋放到血液中的速度相當慢。相較之下，
泰國香米的碳水化合物幾乎是以光速釋放到血液中。這表示，
即使印度香米不盡理想，但還是比泰國香米值得推薦。

仔細閱讀這四個標準。目標是在讀完這章之後，自己能評估某
個特定碳水化合物有多健康。

麵包會讓我們變胖和生病？

我們從可憐的麵包開始。麵包曾經享有好名聲，可是現在變成
怎樣了？心痛，尤其德國是個愛好麵包的國家，有超過 1000 種麵
包種類，這更讓人心痛！（我住在一個小村子裡，但是有四家麵包
店。）看一眼暢銷的飲食指南如《小麥完全真相》（*Wheat Belly*）和
《無麩質飲食，讓你不生病！》（*Grain Brain*），我們真的會害怕再踏
進麵包店一步，更不用說咬一口麵包。根據這些書的警告，小麥、
麵包和穀類會讓我們變胖，變笨，昏昏欲睡，而且生很重很重的
病。首要罪犯是一種名叫「麩質」的惡毒蛋白質組合物。

這類建議可怕的是，他們的批評並非完全空穴來風，偶爾有
一絲絲真實性，但是整體來說會誤導。事實是：大部分的人每天可
以安心地吃幾片麵包，但必須是正確的麵包。我不推薦的是白麵包
（包括小麵包、法國麵包、扭結麵包、可頌等等）。我知道它們很可
口，但是我目前將白麵包視為甜點。基本上它是。比利時醫學博士
克里斯・弗博爾格（Kris Verburgh）在他的《沙漏式飲食法》（*The
Food Hourglasses*）裡描寫白麵包「本身不是食物，而是把麵包裡所
有礦物質、膳食纖維和養分抽走後留下來的東西」。[4]

　　每個麵包的開端是一個穀粒，無論是小麥、黑麥還是斯佩爾特小麥粒。這些麥粒會先被磨成粉，就像水果壓成汁。麥粒在途中被「研磨」掉大部分珍貴的養分，剩下的幾乎只有澱粉，也就是一個由長條單調的葡萄糖鏈子組成的碳水化合物炸彈（參考圖 6.1）。

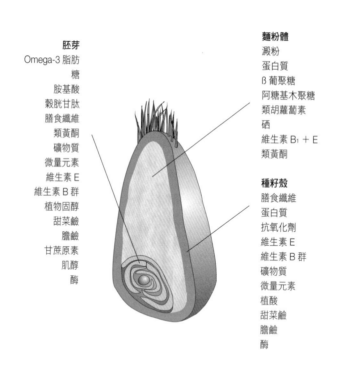

胚芽
Omega-3 脂肪
糖
胺基酸
穀胱甘肽
膳食纖維
類黃酮
礦物質
微量元素
維生素 E
維生素 B 群
植物固醇
甜菜鹼
膽鹼
甘蔗原素
肌醇
酶

麵粉體
澱粉
蛋白質
ß 葡聚糖
阿糖基木聚糖
類胡蘿蔔素
硒
維生素 B_1 + E
類黃酮

種籽殼
膳食纖維
蛋白質
抗氧化劑
維生素 E
維生素 B 群
礦物質
微量元素
植酸
甜菜鹼
膽鹼
酶

圖 6.1：一顆穀粒有一個澱粉含量高（＝高能量）的麵粉體，它只含有少數維生素、礦物質和其他物質。大多數有利的物質在種籽殼和胚芽裡面。在把整顆麥粒磨成白麵粉的過程中，多層的種籽殼和胚芽會被去掉。剩下的只有養分和膳食纖維極低，但是能量高的麵粉體。這裡還有一些數據：研磨一顆麥粒會損失 58% 的膳食纖維，83% 的鎂，79% 的鋅，92% 的硒，61% 的葉酸和 79% 的維生素 E。[5]

　　你是否曾經注意到，麵粉包裝上常常有「型號」的標誌在上面？405 型，550 型，1050 型等等。這些數字透露麵粉的礦物質含量。405 型麵粉就像古柯鹼一樣白，也差不多一樣營養：每 100 克的麵粉只含有 405 毫克的礦物質。麥粒完全被研磨殆盡，麵粉只剩下碾過的麵粉體。1050 型麵粉淡褐色，還含有麥粒外殼的成分，這表示有比較多的礦物質。全麥麵粉使用整顆的麥粒，它有最多的維生素、膳食纖維和礦物質含量。全麥麵包（絕大部分）使用全麥麵粉，無論麵粉是來自何種穀物（小麥、黑麥、斯佩爾特小麥等）。

　　我認識的麵包店店員固執地認為，斯佩爾特小麥比小麥和其他穀類「更健康」，讓我這個黑麥麵包忠誠者很受刺激。我也不清楚她是從哪裡得到這個資訊的。無論如何，對此還沒有任何研究。我個人認為這是一個神話。但是有一堆研究結果證明，對健康有關鍵影響力的（不論什麼穀物，斯佩爾特麥也好，黑麥或其他穀物也好）是使用整顆穀粒，抑或是研磨穀粒去掉大部分的養分。（很可惜現在很多麵包店店員根本不知道什麼是全麥，常常也不知道麵包裡面到底有什麼，因為他們自己不烤麵包。不要被這種麵包師傅搞得混淆不安！PS：現在我自己烤麵包，也是因為典型的工業製麵包裡面有許多不必要的添加物，也因為烤麵包簡單得不得了，還能獲得很多樂趣。在這個注解裡面可以找到我的食譜。[6]）

　　關鍵因素不只在於豐富的養分。如我們所知，消化過程也扮演了一個角色。如果穀粒被研磨得越厲害，顆粒會越細，而越精細的顆粒越容易也越迅速被消化。被研磨成粉末的碳水化合物能以這種方式閃電地進入血液。這也適用於被研磨得很精細的全麥麵包，理想狀況是粗磨帶顆粒的全麥麵包。穀粒完整的外殼形成一個有益健康的物理障礙：它包裹著麵粉體的碳水化合物，讓消化酶不能輕易

靠近碳水化合物，並把它分解成單一的建構單位：葡萄糖分子。

　　相反的，白麵包集合了所有負面面向：它沒有外殼，養分比較少，並且研磨得很精細。我們可以說，白麵包體現了我們「富裕飲食」的一個中心問題，這種「飲食」讓我們營養過多又同時營養不足。我們並不缺少單純的能量，我們得到的能量很充足。我們缺乏的往往是特定的養分，是讓身體能正常運作，並保護我們不會提早衰退所需的養分：維生素，例如維生素 B 葉酸、礦物質，例如鎂和硒，或者有益健康的脂肪，如 Omega-3 脂肪，所有那些在研磨穀粒時失去的物質。如果主要吃高能量但是低營養的食物（白麵包、白米、白麵條、糖），對生命重要物質的需求有可能永遠得不到滿足。

　　這也可能導致體重過重，因為我們的身體不斷發出訊息，它（雖然我們塞進一大堆食物！）一直還缺少什麼：我們大吃特吃，因為身體需要的大部分珍貴物質在加工精緻過程中從食物中去除了，我們還可以繼續大吃特吃，直到對這些物質的需求終於滿足為止。結果是一種經常讓人揪心的匱乏感，一種「對養分的飢渴」。[7]

　　養分不是全麥產品比較能讓我們飽足的唯一原因。還有膳食纖維。在這方面表現突出的有燕麥片和燕麥碎粒。燕麥碎粒是由粗略切碎的穀粒組成，我們的消化系統必須做整套工作才能將它分解。燕麥片則是把粗粒壓平，這會讓它比較好消化（但是不會像研磨一樣那麼好消化）：燕麥片的表面面積比較大，所以消化酶的「攻擊面」也比較大。燕麥在這兩種情況下都含有一種很大量的膳食纖維叫做 β 葡聚糖。β 葡聚糖和水接觸會產生黏液般的粥。如果你等夠久，在碗裡可以觀察到這個過程，要不然最晚在你的身體裡面會進行這個過程。在腸道裡面，這個黏稠的膠樣物質不只會讓碳水化

合物的吸收減慢，也會遏止膽固醇的吸收。所以 β 葡聚糖會降低血中膽固醇的濃度。[8]

我們的腸道不能消化膳食纖維如 β 葡聚糖，所以人們以前把這些物質當成純粹的「負擔」。直到最近幾年才發現這個想法錯得多離譜：我們不能消化的膳食纖維將成為曾經提到住在我們腸道裡的客人——腸道細菌（微生物叢）——的大餐。沒有什麼比滿足的腸道細菌對身體更有好處！如果你沒有供應腸道細菌足夠的膳食纖維，它們就會報復，開始侵蝕腸道內部的黏膜層。沒有這層保護膜，腸道就容易受到感染。[9]

餵得飽飽的腸道細菌還可以形成有益物質，所謂的短鏈脂肪酸，例如酪酸（確切說是丁酸）。首先，酪酸對腸道細胞來說是個好的能量來源。除此之外，它似乎還是一種藥。例如，它會遏止發炎過程和預防腸癌。[10]

腸道細菌在消化膳食纖維時分泌出一小部分的短鏈脂肪酸，它會從腸道進入血液，甚至進到腦部，在那裡會影響主導飽足感的神經細胞。腸道細菌用這種方式告訴大腦，它們已經飽了，對它們來說，我們可以休息一下，停止進食。如此一來，飽足的微生物叢是另一個藉由全麥產品來防止體重過重的管道。[11]

長話短說，真的沒有原因反對全麥麵包和全麥產品，正好相反。倫敦帝國學院和哈佛大學的科學家最近針對這個主題的 45 個實驗數據做出評估，並得到下列結果：每天吃 90 克全麥的人（例如兩片全麥麵包和一碗燕麥片）能降低幾乎所有的老年病痛，從糖尿病到癌症。得到心血管疾病的機會也降低超過 20%，同時，整體的死亡風險也比較小。換句話說：定期攝取少量全麥產品的人可以預期較少得病，並能有較長的壽命。[12]

另外，這也適用於常負有罵名的小麥。[13] 說得更明白點：小麥本身並**不壞**。美國心臟科醫師威廉・戴維斯（William Davis）在他的《小麥完全真相》裡陳述，小麥產品如何在全世界「留下肆虐的痕跡」。很可惜他不僅反對白麵包，而且也拒絕全麥產品，就連它們也據稱對健康也有害。此外，戴維斯醫師也很巧妙地描述，全麥讓我們「肥胖和飢餓，更肥胖更飢餓，是人類史上前所未有的現象」。[14]

我們知道，到處充斥著瘋狂的飲食指南，研究它們只是浪費時間。但是像《小麥完全真相》和《無麩質飲食，讓你不生病！》這樣的書不一樣。這些書不是白痴寫的，這些作者很在行。他們的書裡部分（但不是一直！）引用了很嚴謹的研究結果。為什麼他們最後的判斷還是不正確呢？

就我的看法原因很多。我會稍微進一步說明，因為這是個典型的例子，解釋為什麼在營養研究的範疇中有那麼多混亂與不安：

首先，**有些人**不能耐受小麥和其他穀物，就像有些人不能耐受牛奶或是花生一樣。例如有對小麥的過敏症和麩質不耐症（產生腹痛、腹瀉甚至比較嚴重的症狀稱作「乳糜瀉」）。就算醫師不能在你身上確定麩質不耐症，但還是有可能你的身體不喜歡小麥或是完全不喜歡穀類。請你做實驗！幾天，更好是幾星期不吃穀類，然後觀察你的身體。因為醫師不能確診某項疾病，不一定表示這個疾病就不存在。最後，有些事只有你的身體知道而醫師沒有概念。根據目前的認知，我們大部分的人都能跟麩質和平相處。

麩質也稱為「穀膠蛋白」，能讓我們好好地揉和擀麵團，只要一點練習還可以用手拉麵團。如果是麩質不耐症的人，腸道遇上麩質蛋白時，它的反應不會很高興。不會很高興是什麼意思？免疫系

統出自某個原因，將蛋白質結構界定為敵人，並且發動攻擊，也就是發炎，特別是會破壞可憐的腸道細胞。症狀從肚子絞痛、腹瀉和貧血，到神經學上的病痛如頭疼，甚至是因為驚人的大腦傷害所引起的動作失調。大約有 1% 的人深受乳糜瀉（一種麩質不耐症）所苦，只有不再吃麩質才能控制。所以這種人不只要放棄小麥，還要放棄許多其他的穀物種類，例如黑麥和大麥。[15]

　　為了不讓你誤會：無麩質飲食對有乳糜瀉的人是絕對必要的。此外，它對任何人**可以**很健康，端視我們吃什麼。由於大部分的人比較傾向於吃不健康的白麵粉產品（白麵包、披薩、煎餅、糕點、餅乾等等），放棄（這些）穀類食品對他們總體來說真的有好處。如果再用蔬菜、豆莢類、堅果和水果來取代這些垃圾食物，那這個新的無麩質飲食才真的健康爆表。就這方面而言我們無須大驚小怪，很多人在調整成無麩質飲食後感覺更好，就算他們也許沒有麩質不耐症。所以無麩質飲食可以是完全健康的。

　　要做具有**普遍性**的建議時，最好能區別白麵粉和全麥產品。這裡的原則是：我們大部分人不需要放棄全麥。如果用其他不是那麼健康的東西來取代全麥產品，反而會沒有效果。

　　《小麥完全真相》及其他書的作者所犯的基本錯誤是：有人（在自己身上或在他的病人身上）看到放棄小麥或是穀物能達到一些正面效果，從那時起就懷疑，穀物對我們的幸福和健康有嚴重的影響，對這個人而言，用仔細挑選出來的研究支持自己的懷疑的誘惑會變得很大，他開始有選擇性地看待研究結果。到了某個時候，他的視角會變狹隘，只看到那些能證實自己揣測的研究。

　　目前的營養學研究也助長了這個趨勢：因為過去幾十年來，這個領域累積了非常多的研究，幾乎對每一個食物都可以找到一個研

究，判定它是毒藥，或是判定它是良藥。畢竟一天有超過 250 個飲食研究發表。在這層意義上，我可以用相關的「美國研究」向你證明，經常食用青花菜會要你的命，在我大大引起你的恐慌之後（什麼？現在輪到青花菜？真的嗎？），接著要向你推銷轟動一時的反青花菜飲食法。

　　用達爾文進化論的觀點來描述，我們可以說，這些滿坑滿谷的研究結果造就了一個重知識的「環境」，而這個環境特別助長追求表現的飲食教主（戴維斯醫師，博馬特醫師，梅爾科拉醫師……）。他們唱戲的腳本總是一樣，要不是有意，要不就是無意地不誠實：他們就挑選合自己意的研究結果，然後昭告眾人，自己是這世界上唯一看透讓人肥胖和生病的**真正**因素的人。眾所皆知，在菁英大學如哈佛和史丹福聚集了特別多的笨蛋，他們用自己草率的建議拿我們大家的健康冒險！當然我們可以也應該探究主流立場，但是請準備好嚴謹的研究結果。主張非比尋常理論的人，也應該舉出非常好的證明。

　　我們該如何面對這個情況，這些矛盾？我覺得，適當的策略在於以一個盡量沒有先入為主的眼光來觀察整個情況，不要讓自己太倉促陷入主觀認定的斷簡殘篇裡。然而現在從研究的洪流來看，不可能客觀地對整個研究結果做出概觀，是項做不到的艱難任務。這個第一印象會騙人：正是在過去幾年有幾個特別的分析，讓這樣的概觀越來越可能實現。

　　對此要做個簡短解釋：我們對飲食的認知是由無數單一實驗構成的，它們不是一直都很可靠，而且常常相互矛盾。為了贏得更多可靠性，有些研究團隊定期伏案整理最嚴謹的單一研究，並且綜合它們的結果。我們把這種總結稱為「文獻回顧」（Reviews）或「整

合分析」（Meta-Analysis）。[16] 這已經可以讓我們取得一個概觀。過去幾年還把整合分析的方法再往前推一步，也就是將文獻回顧和整合分析的結果再做綜合整理，可以稱之為「整合整合分析」。這個超級研究讓我們對概觀性論文有一個概觀。

　　一個法國研究團隊不久前將所有 1950 年到 2013 年針對飲食和健康／疾病主題出版的整合分析和文獻回顧所得到的數據和認知加以評估。如此龐大的研究至今還沒有人做過。研究結果很具啟發性，特別是針對「有爭議的」全麥。[17]

　　圖 6.2 把法國整合整合研究的主要結果綜合在一起。圖表顯示，經常食用某個特定營養類別的食物，例如紅肉、魚或是雞蛋，也包括全麥產品，跟我們罹患嚴重的老年疾病的風險有關，從心血管疾病、糖尿病到癌症。在我們探討一些單一的結果之前，看一眼圖表即可看出，**沒有**一個受研究的食物（如果應該探討之間的因果關係）可以完全保護我們不受疾病侵害，或是反過來說完全有害。對每一個食物都有矛盾的研究結果。

　　原因各異。在某個程度上，可能是因為部分研究的範圍界定太粗略。（軟性飲料一定比果汁有害，「奶製品」包括優格、奶油、乳酪，在這個情形下有可能也包括牛奶本身等等）。在一個基本層面上，矛盾也屬於科學的本質。科學不是獨裁。數據可以做不同的詮釋和評價。透過對矛盾的漸進澄清，透過批評和討論，科學可以不斷修正自己，並邁步往前。

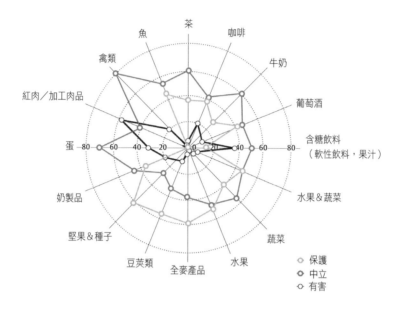

圖 6.2：這張圖顯示所有 1950 年到 2013 年發表的大型分析中，跟十個基本老年疾病（心血管疾病、癌症、第二型糖尿病、肝病、腎臟病、消化道和骨骼疾病、少肌症、大腦疾病以及體重過重或是肥胖症）有保護、中立或是有害關係的百分比。拿全麥為例：所有 1950 年到 2013 年的大型分析中，大約有 60% 的分析把全麥產品對老年疾病中至少一個疾病界定為有保護作用。將近 40% 的綜合研究得到中立的結果（既沒有保護作用也無害）。只有非常小的比例（4%）的結果是全麥可能對身體有害。我不會主張像這樣的整合分析在飲食問題上是最後的定論，但是它們讓我們知道科學對某個特定食物類別的評估。它們也揭發了一些對飲食法的無理炒作，例如目前很常見的麵包妖魔化，是由《小麥完全真相》和《無麩質飲食，讓你不生病！》兩本書開始。[18]

　　任何一個單一研究不論進行得如何嚴謹，都有優缺點。觀察性研究可以長期大範圍（有時候超過幾十年）進行，但是常常很難確定關鍵性的因素（請你回想一下，為什麼咖啡一度被當成毒藥）。用兩個攝取不同食物的組別來做實驗在科學上比較嚴謹，但是時間總是有侷限，而時間卻在飲食方面扮演了不容小覷的角色，因為食物的影響要長時期才能發揮出來。

　　然後研究者也會出錯。有些研究者受到軟性飲料、牛奶，或是其他任何一種工業的強力金援，這種依存關係很可惜會反映在研究者的結論上。由於這些和許多其他原因，一直會出現矛盾的評估。

　　雖然有這些矛盾，大部分食物與健康之間的關係都有清楚的傾向。這個傾向很幸運地符合前面幾章談過的內容。例如概觀研究的大部分（56%）把紅肉和加工肉品評定為有害。許多研究認定它們的性質是中立，仍有 4% 給了正面評價。如果把焦點放在這幾個正面的研究，並願意忽略其他的研究結果，我們也可以把紅肉和加工肉品吹捧為仙丹妙藥。

　　至於魚，情況則完全相反：正面的評價占 44%，50% 評價是中立，2% 是負面。要很費勁才能把魚評定為不健康，當然還是**有可能**的（我們還會看到，真的有些魚比其他的魚健康）。[19] 如果專注在 2% 有負面評價的研究上，我們甚至也可以把水果歸類到窮凶惡極的食物裡，把其他 98% 的研究丟到桌子底下，好像我們在進行反青花菜飲食法……

　　全麥的情況也是這樣。全麥產品在整體評價下（和水果一樣）表現非常好：從二戰結束開始，有超過 60% 的研究得到結論：全麥產品可以保護我們免受許多老年疾病的影響。[20] 其餘的研究結果是中立的。關於全麥的整合整合分析中只有一個研究得到負面結

果。就連蔬菜也不能出示這麼好的總成績！另外，這也適用於體重過重：40% 的概觀研究得到一個結論，全麥產品造成體重過重的情況**比較少**，60% 的研究結果是中立的。你認為有多少研究把全麥評定為讓人肥胖的食物？答對了，**一個也沒有**。我對《小麥完全真相》的看法就說這麼多了。

我不想在這裡讓人認為法國的整合研究是最完美的答案（它也有弱點，之後在牛奶的篇章中會提到）。根據我的看法，它讓我們對過去幾十年來食物的一般評價有個扎實的概觀，僅僅如此。鑒於飲食方面有許多讓人惶惶不安的矛盾觀點，和部分觀點真的很瘋狂的書籍，如此的整體評價可以揭發事實，讓人清醒過來。

整合整合研究的法國主要研究員安東尼・法荷德（Anthony Fardet）很友善地把原始數據提供給我使用，所以我能製作出 6.2 的圖表。我問他這個研究結果是否改變了他自己的飲食方式，他認為是的，他現在吃比較多的全麥，而且更傾向於植物性食物，比較少吃動物性產品。[21]

升糖指數

替自己準備一個量血糖的儀器，就可以用自己的身體測試不同的食物如何讓血糖升高。結果會讓你很驚訝！有些我們認為特別健康的「主食」會讓血液中的單糖葡萄糖氾濫，等同於直接喝下高濃度的葡萄糖。這裡最重要的例子就是馬鈴薯。

在這方面要談的是「升糖指數」或者說「GI」。調查一個食物的升糖指數的起點，首先是測試血糖濃度在攝取一定量的純葡萄糖後會發生什麼情況。因為血糖是由葡萄糖構成，用這個方式可以確

定得到可靠的指標值。

假設你喝了一杯裡面溶有 50 克葡萄糖的水。現在測量你的血糖濃度可以觀察到，血糖值在接下來半小時內快速上升。它達到顛峰，然後在胰島素的影響下接著往下降。相關曲線可以看圖 6.3。

現在我們可以確定曲線下面的面積大小，它可以告訴我們在攝取葡萄糖之後，血糖在這段時間上升的一些情況（通常人們把這段時間設定為進食後的兩個小時）：面積越大，表示血糖平均上升的高度也越高。因為 50 克葡萄糖是參考值，我們把這個面積大小訂為百分之一百。所以純葡萄糖的 GI 就定義來說是 100。

所有其他含有足夠碳水化合物的食物同樣也有自己的血糖曲線。把它們每個曲線下的面積跟葡萄糖的做比較，就會得出每個食物的升糖指數。

例如馬鈴薯的面積是葡萄糖的 85%，馬鈴薯的 GI 就是 85。（重要：在這裡如同所有的 GI 數值，是一個平均值，大部分是用大約 10 位測試者的數值來平均。在這個例子上也顯示出人與人之間存在極大的差異，也再度說明，世上沒有**一個**理想的飲食方式適合所有人。較理性的方法是實驗不同的飲食法，並且仔細觀察自己，而不是僵化地執行。）[22] 換句話說：50 克的碳水化合物以煎馬鈴薯的形態出現，幾乎能像純葡萄糖一樣，讓血糖嚴重上升。馬鈴薯的升糖指數在我們多數人身上高得不尋常，是不值得推薦的「基本食物」。

過去幾年確定了超過 1000 多種食物和餐點的血糖曲線。[23] 比較這些曲線時特別引人注意的是，馬鈴薯不只在升糖指數上鶴立雞群，還是少數能在我們身體裡引起強烈胰島素反應的食物，以至於在進食兩個小時後會出現低血糖，這種現象通常只有在高糖的食物

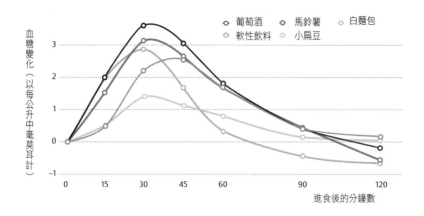

圖 6.3：升糖指數的圖表顯示，在完全相同的可消化碳水化合物數量下，不同食物對血糖濃度的影響有多麼不同（每種食物各含有 50 克的碳水化合物，可能存在的膳食纖維不會被計算進來）！為了方便起見，進食前的血糖值被設定為零，被記錄的是血糖濃度的變化。特別明顯的是馬鈴薯和小扁豆的差異。軟性飲料的升糖指數相當低的原因是，糖裡約有一半是由果糖組成，大部分會被肝臟攔截，因此不會進入血液循環。[24]

才出現，如軟性飲料和果汁（請參考圖 6.3）。後果是急性的強烈飢餓感，尤其想吃能快速吸收的碳水化合物，因為我們的身體要把血糖濃度儘速恢復到安全範圍。

　　所有這些資料可以解釋，為什麼馬鈴薯是會讓人肥胖的食物，這個評估看起來比神話還要真實。無論如何，它已經得到大型的觀察性研究的驗證，其中包括哈佛大學（請參考圖 0.1）。在一項新的哈佛研究中甚至還發現，勤於攝取馬鈴薯（也許跟高升糖指數有關）也會稍微提高罹患糖尿病的風險。如果把每星期三份的馬鈴薯以相等數量的全麥產品取代，會降低糖尿病的風險。[25]

食物	升糖指數（GI）
葡萄糖	100
早餐／麵包	
燕麥片	55
家樂氏玉米片	86
可頌	67
黑麥顆粒全麥麵包	55
酸麵團麵包	58
細磨小麥全麥麵包	74
白麵包	71
扭結麵包	80
蛋	—
自己做的煎餅	66
無麩質煎餅（現成麵粉混合包）	102
水果	
蘋果	38
香蕉	52
藍莓	53
柳橙	42
梨子	38
草莓	40
蔬菜	
胡蘿蔔	41
番茄	—
煎馬鈴薯	85
麵條／米飯	
義大利麵（白色，煮過）	44
全麥義大利麵（煮過）	42

印度香米（白色，煮過）	58
泰國香米（白色，煮過）	109
奶製品	
低脂牛奶	32
全脂牛奶	27
低脂天然優格	35
堅果	
腰果	22
花生	23
核桃	—
飲料	
柳橙汁	53
可口可樂	53
啤酒	89

圖 6.4：升糖指數（GI）能告訴我們一個富含碳水化合物食物中的葡萄糖分子以多快的速度進入血液，這裡挑選出來的只是一小部分食物（詳細清單可上網查閱 http://www.glycemicindex.com）。這些準確數字不應遮蓋一個事實，在這個情形下也存在極大的個人差異（例如平均來說，白麵包會讓血糖出現非常明顯的高峰，但是有些人卻出人意外地沒有這種現象！）。[26]升糖指數在 55 以下屬於低升糖指數，56 到 69 屬於中間範圍，70 以上屬於高升糖指數。我在這裡加入無麩質煎餅（蕎麥的現成麵粉混合包），只為了舉例指出「無麩質」不見得就一定是好的。根據經驗法則我會説：如果你沒有麩質不耐症，從無麩質產品中受益的是食品工業。許多食物（蛋、番茄和大部分的蔬菜、幾乎所有的堅果、肉類、所有的脂肪）含有極少或是完全沒有碳水化合物，所以它們對血糖濃度也沒有影響，因此也沒有升糖指數。柳橙汁和可樂的升糖指數那麼低，是因為大部分的碳水化合物是由果糖組成，絕大部分被肝臟攔截，不會影響到血糖。[27]

如果顧及到整個認知現況，我並不覺得馬鈴薯的問題很大，雖然我自己不是馬鈴薯迷，也幾乎不吃。一個小提示：如果你愛吃馬鈴薯，最好選擇耐煮的馬鈴薯，它不會讓血糖升高得太快。[28] 煮完後放涼幾個小時效果也很好，因為這樣會產生一種「抗性澱粉」，不會被我們的身體消化，但是會成為腸道細菌的食物。[29]

白米飯是可以拿來做比較的例子。在升糖指數方面，米飯的表現也讓人失望。跟馬鈴薯的情況一樣，大量食用白米飯也跟增高體重過重和糖尿病風險有關。[30] 但是有些種類的米比其他種類糟糕。例如泰國香米的升糖指數高如天文數字（109），甚至超過了純葡萄糖！推測的解釋是：濃縮的葡萄糖溶液會在胃裡做短暫停留，使消化速度稍微減緩。泰國香米很快通過胃，並以幾乎無法超越的速度被消化。印度香米比較好。印度香米的 GI 在中間範圍，因為澱粉成分有些不一樣。我本身只有在吃壽司的時候才會吃米，而且分量也很少。壽司有個優點，紫菜、魚和米醋會將整體升糖指數降到 50 以下。[31]（任何形式的酸會減緩胃和腸道清空的速度，這會降低 GI 數值。適用於醋和檸檬汁，也使酸麵團的麵包有相當低的升糖指數。）

我避免食用較大分量的米飯，也是因為米裡面累積的砷。稻米會像海綿一樣有效率地吸收水裡和土裡會致癌的砷。這個植物在這方面很有天分，甚至可以藉由它將一塊受汙染的土地幾近「解毒」。[32] 但是這個毒藏在穀粒裡。稻米常常含有高量的砷，大米和棕色的米也有砷（白色的印度香米比較少）。這不是嚇唬人的神話，而是有明證。根據我的看法，稻米因此也不能當「基本食物」，只能偶爾當副食享用。特別是懷孕的婦女和小小孩更不能大量食用米飯。米餅、米花和其他米製點心的含砷量往往也很高，請不要食

用！給小孩吃粥請小心。給嬰兒喝米漿更是完全不合適。[33]

烹煮方法也會造成差異。長期以來我一直用可以想見的錯誤方法煮米：沒有洗米，用雙倍的水在鍋子裡煮，直到水煮乾為止。用這種方式煮米，所有的砷都會留在米裡面（跟用飯鍋煮飯類似）。一位印度朋友有一天向我示範怎麼煮比較好：先用大量流動的水仔細淘洗米，直到水澄清為止。然後把米放在大鍋子裡用幾公升的水煮，就像煮麵一樣。米一熟，就用篩網將米取出。用這麼多水大致能將稻米中一半的砷沖走。[34]

總體來說，麵條比米值得推薦。麵條在血糖上的表現也明顯比米飯和馬鈴薯有利。麵條是由一個特殊的蛋白質網（注意，是麩質！）組成，把碳水化合物包住，使消化速度降低。特別值得推薦的是全麥麵條，雖然我的態度十分開放，還是不能真正與它交朋友（可是一半全麥、一半白麵條的味道不錯……）。

生存元素 1：豆莢類

在高碳水化合物的食物裡，有一個特殊的類別在健康方面讓其他食物相形失色，可是在我們這裡較不受歡迎。我說的是豆莢類，也就是小扁豆、豆類、雪蓮子和豌豆（從植物學的角度來看，花生也屬於這類食物，同樣也值得推薦）。

小扁豆，喔！我以前幾乎沒吃過，現在常常吃，每次我把這個小東西放進水裡泡軟時，我會確認一下我太太看不見我，然後我會向它們鞠躬，可見我對它們多尊敬。之所以還沒有像地中海地區的人一樣吃那麼多小扁豆，是因為還沒找到好的食譜。如果可以給我點建議，就拿來吧！[35]

　　豆莢類不僅升糖指數非常低（大部分遠低於 50 以下），還具有很多膳食纖維，也是植物性蛋白質的絕佳來源，每一克提供的蛋白質甚至比鮭魚還多。這大概是豆莢類在許多研究中被證明為值得注意的「瘦身食物」的原因。[36] 豆莢類能讓人**飽足**。

　　因為它的 GI 低得驚人，正是有胰島素阻抗和糖尿病患者最好的碳水化合物來源。建議糖尿病患多吃豆莢類，幾個月後，糖化血色素的比例（我們曾提到的 HbA1c 值）會下降。血壓、心跳頻率和血膽固醇都會下降，[37] 因此也降低了無數老年疾病的風險。

　　我還是學生的時候，曾經在加州一個墨西哥家庭裡當交換學生一年。在我的生命裡從來沒得到如此多豆類的厚待！有趣的是，生活在美國的墨西哥人和其他拉丁美洲的人比其他民眾較少得到慢性疾病，其中包括一些種類的癌症。除了其他因素外，這被歸功於他們喜愛吃豆類食物。另一個推測是，豆類的膳食纖維會被腸道細菌轉化成為可以抑制發炎的脂肪酸。因為這些脂肪酸部分會進入血液，所以可以在全身各處控制發炎，並以這種方式對抗癌症和其他疾病的形成。[38]

　　西班牙納瓦拉大學（Universidad de Navarra）的一項研究證實了這個推測，至少從原則來說：他們讓測試者每星期攝取四份豆莢類，包括豆子、豌豆、雪蓮子和小扁豆。這不僅幫助他們減肥，吃豆莢類也降低了一些發炎物質的數量，其中有名為 C 反應蛋白（CRP）的蛋白質。[39] 如果身體某個部位正在發炎，肝臟就會形成更多的 CRP。這個蛋白質會黏著在凋亡和死亡的細胞或是細菌上，然後被身體免疫系統的吞噬細胞消滅。這對急性感染非常有幫助。但是如果 CRP 值一直居高不下，也表示我們的免疫系統長時間處於啟動狀態，特別會對身體有害。

因為慢性「全身輕微程度發炎」，如第 2 章的說明，是老化的一個主要標誌，所以豆莢類也被推測能有效地抗老化。在一個針對這個主題的研究中，一個國際科學家團隊研究了 70 歲以上老人的飲食習慣，而且是不同國家，如希臘、日本和瑞典的老人。問題是：雖然各國有飲食上的差異，但是能否在飲食上找到一個跟長壽有關的共同點呢？

研究員真的找到了。就像常常見到的結果一樣，這個研究中魚和橄欖油也有傑出的結果。但是能跟較長壽命牽上關係的最牢靠食物類別是豆莢類，此結果也不限於所有參與研究的國家。但是從統計數字來看，每天僅要食用 20 克的豆莢類（不過兩湯匙）就能降低 8% 的死亡風險。

在這個研究之外還有件事引人注目：世界上所有特別長壽的地區（所謂的「藍色區域」），餐桌上特別常擺上豆莢類。例如加州許多基督復臨安息日會教徒每天吃豆類、小扁豆或豌豆。沖繩島上的人傳統上吃很多的大豆。[40]

就算這又「只」是靠觀察得來的結果，卻是很穩固的觀察結果：「豆莢類效應」不僅顯現在不同的文化圈中，也包括所有的豆莢類種類。沖繩島（有最高平均壽命的地方）的人愛吃豆腐、納豆和味噌（都是用大豆做的食物）。瑞典人喜歡吃棕色的豆子和豌豆，地中海地區比較受歡迎的是白色豆子、小扁豆和雪蓮子，例如雪蓮子豆泥（豆泥的升糖指數是 6。PS：自己做的豆泥最好吃了，你可以在這個注釋中 [41] 找到我最喜愛的食譜）。

無論所有這些菜和食物吃起來的味道有多不同，一旦被消化了，豆莢類似乎都會發揮相當不錯的治療效果。根據上面提到多國研究團隊的評斷，豆莢類甚至是老年飲食中的「生存元素」！[42]

碳水化合物的總結與建議

「官方」建議我們盡可能多吃碳水化合物，其實並沒有牢靠的科學基礎。尤其幾種很普遍的碳水化合物炸彈，如馬鈴薯和白米飯，加上我們久坐不動的生活方式，吃較多反而有害。

有胰島素阻抗的人的要求更嚴格。他們的身體對低脂飲食（就是高碳水化合物）沒有反應。有胰島素阻抗的人最能從低碳飲食中獲益，但是低碳飲食也可能對其他所有人而言很健康。

普遍的原則：有決定性的不是分量的比例，而是碳水化合物的品質。糖在質量上是碳水化合物的最低點，而液體型態的工業產品更不用說，像可樂、汽水和其他的含糖飲料。經常大量飲用這種果糖點滴會導致脂肪肝，接著造成胰島素阻抗，以及隨之而來各式各樣不好的後果，從過重到所有老年疾病。（請想想糖的雙面性格，不只是由會被肝臟攔截並在那裡被轉換成脂肪的果糖構成，另外一半是葡萄糖，它會進入血液中，導致胰島素分泌：也許就是脂肪肝和提高的胰島素分泌量兩者結合，造成糖對人體不好的影響。）

純粹的葡萄糖炸彈如白麵包、馬鈴薯、白米飯、白麵條，相形之下雖然不是那麼糟糕，但是我們還是攝取太多。它們提供很多能量，但是養分很少。除此之外，它們會讓血糖濃度上升太快。白麵條被消化的速度比較慢，也比較不會造成血糖和胰島素的高峰。麵條還可以，但是仍缺乏營養，除非你能吃得慣全麥麵條。

酸麵團麵包也沒問題，第一，因為酸能讓消化減緩。第二，酸麵團麵包通常是用沒有完全磨細的麵粉烤的，因此麵包含有更多的維生素、礦物質和膳食纖維（麵粉型號大部分是大於 1000）。

在過去幾年，嚴厲批評麵包、小麥和麩質已經成為一項受歡迎

的國民運動。這場論戰有一丁點的事實，但是沒有命中目標。目標應該是避免**加工過、容易快速消化、缺乏膳食纖維**的碳水化合物。整體來說，全麥麵包值得推薦，另外也有「異國食物」可以歸屬於這類，例如布格麥（Bulgur，GI = 48）。

除了水果和蔬菜，在一般典型的食物中，豆莢類是個特別有價值的碳水化合物來源。豆莢類提高血糖濃度的方式特別溫和，它含有豐富的膳食纖維，比馬鈴薯、米飯和麵條具有更多的蛋白質。

因此，豆莢類可以幫助減肥，而馬鈴薯則容易讓人發胖。世界上那些平均壽命最高的民族（沖繩、基督復臨安息日會教徒、一些地中海的區域）特別喜愛吃豆莢類，不論是豆子、小扁豆或豌豆，不是沒有原因的。

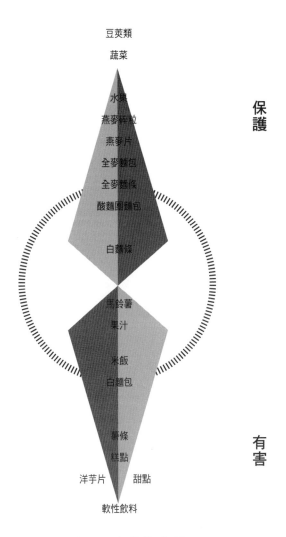

碳水化合物指南針

第 7 章

插曲：
飲料──牛奶，咖啡，茶和酒

「我吃的那一點東西也可以用喝的。」我的一個同事一直習慣
這麼說。我不是很清楚他的意思，但如果想到他喜愛啤酒就能粗略
想像。這一章要談最受歡迎的飲料以及它們對健康的影響：牛奶、
咖、茶和酒（軟性飲料和果汁已經在第 4 章談過）。在飲料方面有
一點很特出：我們一般認為健康的飲料，經證實往往比我們想得還
不健康，相反的情況也適用。

牛奶

牛奶的情況複雜，對牛奶的研究結果是矛盾的，很難達到一
個準確的判斷。如果你想先聽我個人的短評：我以前一直勤於喝牛
奶，但現在不再那麼常喝了。

聽到這種評論，你可能第一時間會感到驚訝。過去幾年對牛
奶的質疑逐漸增加，牛奶的形象卻始終相當好。加上，看一眼圖
6.2，也就是把法國大型整合整合研究結果統整起來的圖，你會看

見，過去幾十年來的大部分研究都把牛奶評定為中立，許多甚至得到正面結果，只有很少的百分比有負面評價。為什麼我對牛奶抱持保守態度呢？因為有令人信服的原因去懷疑牛奶的正面形象和「整合整合結果」的可靠度。

讓人懷疑的第一個原因是，大部分對牛奶做出「客觀」評價的研究都是由乳品工業資助。[1] 當然也有學者，就算工作受到特定利益的特定工業資助，他們還是能做出獨立判斷。但是證據顯示很多學者無法辦到。紐約營養學家瑪莉昂・內斯特爾（Marion Nestle）隨機抽樣 168 個跟工業關係密切的研究顯示：168 個研究中，156（93%）個研究可以說是得到完全符合贊助者心意的結論。[2] 其他的研究也顯示：只要一個研究有贊助者如糖工業或乳品工業插手，得到「有利」結果的機會就會霍然提高四到八倍。[3]

當然這樣的情況還不能證明牛奶是不健康的。可憐的牛奶終究不能為它是一個有勢力的工業產品，而一些學者有意或無意接受賄賂的情形負責。儘管如此，牛奶還是有可能非常健康。然而越來越多最新的研究不受乳品工業資助，顯示情況不是這樣（這些研究很新，所以沒有被法國的整合整合研究統整進去）。[4]

我們用一點背景知識當作評估的起點，也就是我們對動物性蛋白已有的認識。一般我們喝的牛奶，用誇張一點的說法，可以稱為是一種動物性的強力蛋白質濃縮汁。和果汁類似，就像給我們打了一劑胺基酸點滴：胺基酸衝進血液裡，啟動所有我們認識到的分子「成長開關」：胰島素、第一型類胰島素生長因子（IGF-1）和 mTOR（對於啟動細胞的「建築領班」mTOR 的基本條件是，細胞裡有許多可資自由運用的胺基酸）。[5]

換句話說，牛奶是成長飲料。對，它不折不扣就是成長飲料。

本身並沒有什麼不好：如果我們是嬰兒，成長得很快，母奶就是最理想的食物，好幾個月都不需要母奶以外的東西。

但有件事很不尋常，我們人類跟所有其他動物不同，成年以後還喝小孩的成長飲料。還有一件奇怪的事：我們不是倒母乳進杯子裡，而是另一個物種的乳汁。這不僅不尋常，關係還很重要，因為跟母乳相比，牛奶含有將近三倍的蛋白質（大約每 100 毫升 3.4 比 1.2 克），以及四倍的鈣質。人類的嬰兒由於這個原因需要整整 180 天讓體重加倍，小牛只要 40 天。如果我們身為成年人喝牛奶，表示我們在一個不會再成長的生命階段裡喝超級成長飲料。根據經驗法則可以說：過量的成長因素會促進身體的老化。[6]

順帶一提，從全球的角度來看，大部分的成人完全不能耐受牛奶：他們的腸道不能消化牛奶含有的糖分（乳糖）。嬰兒之所以能消化牛奶，是因為那個時候有個基因在小腸裡活躍，它可以促進一種名為「乳糖酶」的酵素形成。酵素乳糖酶在小腸裡將乳糖分解成單一成分，以便讓小腸吸收。在生命最初幾年中，大部分人的乳糖酶基因活動會終止，例如大部分的亞洲人（中國、日本等等）。結果是幾百萬的亞洲成人最多只能承受少量的牛奶。[7]

在德國據估計有 15% 到 20% 的成人患有一種形式的「乳糖不耐症」。這些人不能或是只能消化少量的乳糖。因為喝牛奶的話，小腸就會以脹氣和拉肚子抗議，他們或多或少被迫放棄牛奶。

乳糖不耐症的現象拋出一個有趣的問題：有這種現象的人會怎麼樣呢？如果牛奶真的對我們不可或缺，或是對均衡營養有決定性的貢獻，那我們得為所有有乳糖不耐症的人的身體健康擔憂：他們不會缺乏蛋白質、鈣質和其他寶貴的物質嗎？沒有牛奶怎麼存活下去？很顯然多數的人都活下來了，我們最好接著問：不能喝牛奶的

人的狀況只會有一點不好，還是真的會很糟？不喝牛奶會比較常出現特定疾病（例如軟骨症）嗎？

答案是否定的，剛好相反。在某些方面，沒有牛奶反而過得更好。如果你因為乳糖不耐症不能消化牛奶，你罹患一些癌症，如肺癌、乳癌和卵巢癌的風險會降低。[8] 因為癌症生長特別受到「成長動力」如胰島素，IGF-1 和 mTOR 的刺激，這些研究結果也有生物機制上的意義。

但是就牛奶對健康的影響，這還比較屬於間接證據。比較有力的證據是牛奶和老年疾病風險，或是死亡風險比較具體的關係。很可惜長久以來就是沒有牢靠的實驗研究這個問題。

直到幾年前，一個瑞典的研究團隊開始了這項工作，有系統地研究牛奶和提早死亡的關係，而且沒有乳品工業的金援。這個針對超過十萬瑞典人所做的研究於 2017 年發表在《美國臨床營養學雜誌》（*American Journal of Clinical Nutrition*），一份在全世界影響最大的營養學專業雜誌。分析的結果：特別愛喝牛奶的人跟與牛奶保持距離的人相比，死亡風險要**高出 32%**（粗略地說，人們拿每天喝2.5 杯或是更多的人，與每星期只喝一杯或更少的人相比）。但是這個研究也得出值得注意的例外情形：所有**發酵過**的奶製品能扭轉負面的關係，也就是說，多攝取優格或是乳酪的人，甚至可以期待更長的壽命！[9]

如果這裡探討的事關因果關係，什麼原因會帶來這樣的差異？為什麼牛奶本身在較高劑量時對身體有害，而被細菌先消化過而且熟成的牛奶卻有益健康呢？優格和乳酪也同樣含有大量的動物性蛋白質。

雖然這方面的結果相當可靠，這個「作用機制」自始至終是一

個謎。有一個推測是，優格和乳酪裡的乳酸菌對腸道菌群有好的影響，而且能牽制牛奶裡蛋白質和其他物質不利的影響。

根據另外一個（同樣是揣測且受到爭議的）假設，乳糖本身是問題的一部分，說得確切一點是半乳糖。[10] 乳糖是雙糖，是由一個葡萄糖分子和一個名為半乳糖的分子組成（就像結晶糖各由一個葡萄糖分子和一個果糖組成）。單糖的半乳糖似乎是個特別喜歡和身體中蛋白質結構黏在一起的分子：它很像一種生化三秒膠。當組織黏在一起的時候，它會越來越僵硬，它會老化。[11] 除此之外，基於這個效果，人們還用這個「超級黏膠」半乳糖做動物實驗，來研究老化過程，也就是定期在老鼠身上注射半乳糖會加速牠老化。後果包括慢性發炎、大腦退化和提早死亡。

讓人不安的是，這個在動物實驗上出現的加速老化換到人類身上，只要每天一到兩杯牛奶中的半乳糖劑量就會發生（然而這個半乳糖假設也無法解釋全部，因為優格大部分也含有相當多的半乳糖，只有乳酪的半乳糖含量比較少）。[12]

不論哪種解釋可能會被證明正確：根據目前的認知看來，每天一兩杯牛奶大概是危險的界線，超過這個界線時，牛奶會對身體有害，至少對女性是如此。男性可能能承受多一點（三杯）的牛奶。最新的認知指出，身為女性如果每天喝三杯或者更多牛奶，然後又幾乎不吃水果和蔬菜，也就是每天少於一份，必須特別留意死亡風險的提高。在這種情形下，我們說的是提高死亡風險 179%！[13]

牛奶的總結和建議

　　我的目的不是大聲撻伐牛奶，如果真的有的話那恰恰相反。我以前一直很喜歡牛奶，也喝很多，由於法國的整合整合研究，我起先把批評牛奶的結果當成一種論戰。然而後來慢慢發現，每一個有正面評價的研究幾乎可以預測有完全的把握，這個研究又是受到乳品工業資助，於是懷疑逐漸增加，老實說，惱怒也跟著增加。

　　為了讓這團混亂更混亂，過去幾年成立了一個有野心，幾乎已是好戰的反牛奶團體，他們認為，扭曲研究結果更有助於鞏固他們對牛奶的污名化。我不明白，為什麼有那麼多參與者，甚至有營養學方面的學者視這類數據為有利。這種情況下很不容易得到客觀判斷。然而在牛奶方面，下列結論在我看來合理：

　　如果你不喜歡牛奶，太好了，你就不要喝了。身為成年人，你不需要牛奶讓你健康、硬朗並有活力地老去。你的骨頭也同樣適用。當然牛奶含有豐富的鈣質，而鈣質對骨頭很好。但是最後發現，我們不需要大量鈣質來維持堅固的骨架。[14] 單單看超過十億的中國人口，他們身為成人全部不能消化牛奶，雖然如此，在老年並沒有一大堆人得仰賴輪椅。我們應該牢記，為了有強壯的骨頭不一定一生都要依靠牛奶。這是一個觀察，同樣也被我們文化圈的研究證實。還有更多的資料，根據一個（同樣是瑞典的）研究，幾年前發表在享有盛譽的《英國醫學雜誌》（*British Medical Journal*）上，勤喝牛奶傾向於帶來**更多**的骨折（順便一提，在這個研究裡，死亡風險也特別是在攝取牛奶時會提高，而優格和乳酪又再度讓死亡風險下降）。[15] 簡短地說，你不需要牛奶來強健骨頭和滿足鈣質的需求，雖然牛奶當然可以對後者做出貢獻。重點是：有比牛奶更健康

的鈣質來源，如優格和乳酪，全麥產品和綠色蔬菜，特別是羽衣甘藍和青花菜，同樣也是鈣質的來源。[16]

如果你喜歡牛奶，我的建議是：將攝取量限制在每天一兩杯（有機放牧的牛奶或有機牧草飼養的牛奶可能是最好的選擇）。另一個好的替代品是克菲爾。吃麥片時，我覺得能用優格取代牛奶，如果你偏愛喝奶昔，同樣也可以用優格取代。要不然就用一杯水、一杯茶或是咖啡取代牛奶。

咖啡

多諷刺啊！牛奶常常被歌頌，不斷被推薦，但是嚴格說來，卻不是特別值得推薦給成年人的飲料。相對的，雖然咖啡實際上能降低死亡風險，我們當中很多人卻始終把咖啡當成毒藥（尤其對心臟而言）。諷刺的高點也許在於，咖啡能保護我們不受心血管疾病的侵害。[17] 是的，你沒看錯：每天三、四、五杯咖啡對心臟很**好**，也對身體其他部位很好，特別是肝臟。除此之外，咖啡還能降低罹患不同形式癌症的風險，不只肝癌，還有乳癌和攝護腺癌。飲用咖啡還能減少糖尿病和帕金森症的風險將近 30%。[18]

我們還不是很清楚咖啡是如何發揮這個健康療效，根據所有的預測，謎底也不會馬上揭開。原因是，現泡的咖啡裡面有上百個物質。讓人驚訝的是，健康的效果不是或者不單單要歸功於咖啡因，因為去咖啡因的咖啡也顯示出相同的研究結果。

這裡有幾個有趣的新發現：咖啡（不管有沒有咖啡因）會遏止「建築領班」mTOR，並且啟動細胞中的自動更新計畫，讓細胞回春（更多的資料在下一章）。[20] 此外，適量飲用咖啡似乎能牽制老年

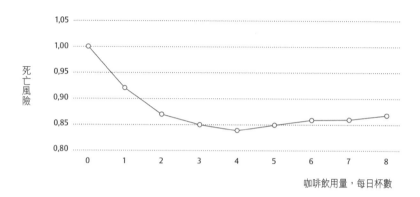

死亡風險

咖啡飲用量，每日杯數

圖 7.1：每天飲用數杯咖啡可以降低死亡風險到 15%，效果不是很大，但至少比沒有好。一杯咖啡通常含有 0.2 到 0.25 公升的咖啡。圖表植基於一項大型的國際研究，統計了將近一百萬人的資料。[19]

身體逐漸增加有害健康的發炎過程。[21] 藉此，咖啡可以透過很多管道對身體發揮抗老化的效果。如果咖啡能有利地影響老化過程，當然也能保護我們不受許多不同的老年疾病侵襲。

有一個很重要的條件：這些提到的正面健康效果主要適用於**用濾紙沖泡的咖啡**。這也跟咖啡中含有對生物有積極作用的物質有關。這些物質裡包括兩種油質，跟脂肪類似的物質，名叫咖啡醇（Cafestol）和咖啡豆醇（Kahweol）。咖啡醇和咖啡豆醇既會提高「壞的」低密度脂蛋白膽固醇，也會提高血脂三酸甘油脂，兩種都是心肌梗塞的風險因子。因此不是每種咖啡都對心臟有益。但是這些「脂肪分子」大部分會停留在細緻的濾紙上，所以過濾咖啡只含有一點點咖啡醇和咖啡豆醇。[22]

相對的，土耳其阿拉伯「摩卡咖啡」的情形不一樣，咖啡粉會

多次煮開，而且部分也會被一起喝下去，所以咖啡醇和咖啡豆醇的含量很高。用咖啡濾壓壺（也叫「法式濾壓壺」）泡的咖啡是用鋼製濾網把咖啡粉往下壓，程度比較輕微。甚至小杯的義大利濃縮咖啡還是含有相當多的咖啡醇和咖啡豆醇。在這個例子上甚至有一個義大利研究的具體數據指出，每天喝超過兩杯濃縮咖啡（和過濾咖啡相比）會提高心血管疾病例如心肌梗塞的風險。[23]

簡短來說，三到五杯過濾咖啡值得推薦。[24]對於所有濃縮咖啡的愛好者適用一杯，最多兩杯。我不建議將咖啡粉一起煮開的咖啡，無論如何不建議經常飲用。

懷孕的婦女不僅在咖啡上，而是在所有含有咖啡因的飲料上要有所節制，因為咖啡因很容易經過胎盤進入尚未出生的胎兒身體裡面，可能會導致出生時體重過輕（有可能，但這只是推測，在這個情況下，mTOR 以及具決定性的成長過程受到抑制）。[25]根據經驗法則，懷孕的婦女一天最多一小杯咖啡。

茶

茶呢？茶不是比咖啡還健康嗎？人們常常這麼說，但是具體的研究結果卻有限得驚人。然而從我開始研究起，每天會喝兩三杯綠茶，我真的學到去欣賞它。整體來說，我把茶評價為跟咖啡相似的等級，不過綠茶有些特別的地方，雖然對此還沒有最後的證明。

簡短綜合整理可以說：每天兩三杯茶可以降低 10%（紅茶）到 20%（綠茶）的死亡風險。[26]懷孕婦女還是要小心，因為茶葉含有咖啡因，雖然粗略估計只有咖啡的一半。

　　紅茶和綠茶的差別在哪裡？這和植物的種類完全沒有關係，植物是相同的，只是採收後處理葉子的方式不同。綠茶的葉子會快速乾燥。這些「純粹」綠色的葉子含有特別多對生物機制有積極影響的物質，以多酚（Polyphenolen）的形式出現。這種物質是植物用來防護紫外線或是抵抗天敵的物質。這些植物的保護物質用對了正確劑量，對我們往往非常健康（下一章還有更多的資訊）。

　　紅茶也是用與綠茶完全相同的葉子製造。但是在這裡，部分還很潮濕的葉子會被放進一個旋轉的滾筒裡，一種給茶葉用的烘衣機，茶葉在裡面會被好好地翻攪。茶葉的細胞結構會被破壞。因為跟氧氣接觸，葉子會出現像鐵生銹的（氧化作用）現象。在氧化過程中，葉子顏色會變深，而它的多酚含量會降低。一開始的綠葉就變成了紅茶。

　　因為綠茶有較高的多酚濃度，所以可能比紅茶（還要）更健康一些。綠茶裡著名的多酚叫做表沒食子兒茶素沒食子酸酯（Epigallocatechin gallat），簡稱 EGCG（也會出現在紅茶中，但是數量非常少）。

　　E－G－C－G！如果用雙唇說出這列簡單的字母，一些堅定不移的實驗室研究者的眼睛就會開始發光，沒錯：在**培養皿裡**，人們可用 EGCG 完成最神奇的藝術品。例如可以用 EGCG 阻擋不同癌症細胞的成長（膀胱、胃、腸、肝、肺、皮膚、攝護腺等，只列出了一些）。動物實驗上也有遏止癌症的類似驚人結果。另外 EGCG 也能遏止如 IGF-1[27] 和 mTOR[28] 的成長力量，還以有利的方式發展出很多生化過程。但是如前所述是在實驗室裡。在培養皿裡。

　　我們一旦離開實驗室的世界進入醫院，高昂的情緒就會冷靜許

多。直到目前為止，EGCG 在對抗癌症或是其他病痛的戰爭中很可惜並沒有特別多幫助。

只有非常少的例外。例如：在一個小型研究中，60 個男人被分成兩組。經由組織切片的確認（透過這樣的方式，有時可以在顯微鏡下觀察到部分攝護腺細胞的改變，在某些情況下，這些改變會發展成為癌症），所有的男人都有較高的攝護腺癌風險。因為要調製出一樣好的綠茶很麻煩，所以所有的男人每天都得到三粒藥丸。一組的藥丸含有綠茶萃取物，有豐富的 EGCG（數量相當於六杯綠茶），另外一組的藥丸則沒有任何藥物。治療一年後，新的組織切片一如大家所擔心的，吃安慰劑的控制組 30 個人裡有 9 個人發展出癌症。相反的，得到綠茶萃取物的男人只有一個例外，其他人都沒有癌症！[29]

聽起來充滿了希望，但壞消息是，這個結果到目前為止不能被確認。反過來也有好消息，一個最新的整合研究分析結果指出相似的方向：根據這些新認知，每天喝 7 杯或者更多杯綠茶的人，真的可以預期能降低攝護腺癌的風險。[30]

剛開始我特別是為了 EGCG 和令人興奮的實驗室結果而喝綠茶。但是現在我覺得它就是好喝，而且它婉約的淡黃與祖母綠光澤很有美感。我幾乎沒有一天不喝茶。

酒精

我來自普法爾茨（Pfalz）的一個葡萄酒農家。我是在葡萄中出生的。我父親的祖父是種葡萄的農夫，而他的祖先，就我們所能追溯，也是種葡萄的農夫。之後我在慕尼黑進小學，對，沒錯，那裡

的人釀造一些不錯的啤酒。這幾行字是我在符茲堡（Würzburg）附近的一個小村子裡寫的，我現在住在這裡，我慢跑的小徑穿過一片美如仙境的葡萄園。長話短說，我很樂意在這裡告訴大家，葡萄酒和啤酒，總體來說所有酒精，適量飲用是健康的。可以這樣主張嗎？還是自欺欺人？我們現在就盡可能用清醒的眼光來看一下目前的認知：

到目前為止，有**上百個**來自世界各地流行病學研究一致指出，少量到適量地飲酒特別能降低心血管疾病的風險（但是有一群人**不會**從酒精中獲利：吸菸的人！）。[31] 有人會因為這句話斥責我，但是客觀來看可以說：完全放棄酒精會**提高**心肌梗塞的危險 30%。[32] 這個數字不是德國葡萄酒學院或是德國釀酒協會提供的，這是他們夢寐以求的數字。數字來自享有聲譽的倫敦大學學院（University College London）在 2017 年一項經濟獨立的研究中，參考了將近兩百萬英國人的資料得到的。

酒精的作用機制在這裡也不是很明確，不過有幾個熱門的候選人：酒精會讓好的高密度脂蛋白膽固醇上升並且「稀釋」血液，所以能減少危險的血塊（血栓）形成。適量飲酒還可以提高對胰島素的敏感性，並降低糖尿病的風險，但是如果喝太多，效果馬上會被摧毀並產生反效果。[33] 令人訝異的是，適量的飲酒也有可能在老年防止智力衰退。[34]

甚至整體的死亡風險也降低。[35] 適量飲酒的人活得比禁酒的人長。從這個觀點來說，不喝酒會造成健康的風險，導致壽命縮短。這裡有具體的數據：女性每天喝一杯，可以增加 1.5 年的壽命。男性每天喝到兩杯可以延長 1.3 年壽命。[36] 數據是斯德哥爾摩著名的卡羅林斯卡學院（Karolinska Institut）一項經濟獨立的研究

中得到的。

　　聽起來怎麼樣？很好，不是嗎？這數據真是對我的味。但是結果裡面有一滴悲傷的眼淚，如果我們仔細看一下，「一杯」究竟代表什麼。在上述例子裡，一杯的定義是 12 克的酒精。相當於一罐 330 毫升的啤酒，一小杯 120 毫升的葡萄酒（大約八分之一升），或一杯燒酒（40 毫升，也就是人們口中說的「雙份」）。

　　「一杯」聽起來可能很模糊，但優點是，在文化直覺裡，我們已經把典型的杯子大小精確配合了各種飲料的酒精濃度。所以典型的啤酒杯所含的酒精分量跟一個典型葡萄酒杯或是燒酒杯差不多（巴伐利亞有些地方成功地讓這個「法則」失效）。

　　此外，自己也可以很容易地計算你最喜愛的飲料的酒精含量。我們拿一杯有 12.5% 酒精濃度的葡萄酒為例。一公升的葡萄酒，也就是 1000 毫升，含有 125 毫升的純酒精。要把這個容量換算成克數，只要將這個容量再乘以酒精的重量（每毫升 0.8 克），所以：125×0.8=100 克。一公升葡萄酒含有大約 100 克的酒精。啤酒大都含有將近 5% 的酒精，所以每公升大約有 40 克。

　　現在來看看幾個讓人清醒的事實。把研究結果綜合起來可以說：女性「延長壽命」的絕佳條件大約是每天 6 克，男性比較多一點，最多是兩倍的量。如果你想要活到 130 歲，每天晚上應該喝一杯（女性半杯）啤酒或葡萄酒。（我這裡說的是統計學上的最佳條件；如果你多喝了幾克，總體來說還是會降低一定程度的死亡風險。）

　　這還不是全部。上述內容要到某個年紀以後才適用，也就是心血管疾病的風險要先提高到值得一提的程度，粗略來說，也就是從五六十歲以後，適量飲酒才能發揮它決定性的「醫療」效果。這也

不是推測，而是有具體數據為根據。[37] 酒精對 50 歲以下的人的健康沒什麼幫助。很多情況下只會傷害身體，尤其是常常喝到不省人事。

以上我簡述了理想狀況。對大多數的酒精愛好者而言，這個理想看起來不是那麼值得追尋。我們提一個比較現實的問題：我可以喝多少而不會損害健康？這裡有幾點原則：女性每天最多喝兩杯，男性最多喝三杯。凡是長期而且明顯過量，尤其是常常在酒宴上狂飲，即使平常飲酒適量，罹患不同疾病的風險還是會提高，而且部分非常嚴重。

飲酒過量尤其會提高癌症的風險，特別是口咽部位和食道的癌症。每天四杯以上（50 克酒精，也就是大約 1.3 公升啤酒或 0.5 公升葡萄酒），我們說的風險大約提高 400%，這是人們針對這個主題所做的最大型整合研究，植基於 572 個研究上所確定的結論。[38] 我們也許應該注意數量，例如晚上喝完一整瓶葡萄酒之後，我們卻在擔心剛剛把煎馬鈴薯一掃而空（我有一個好朋友，他偶爾會在吸菸的空檔認真地跟我解釋碳水化合物或是其他有毒物質的危險）。

為什麼女性比男性更快達到酒精的保護作用轉變成傷害的警戒線？原因在於，乳房組織對酒精和它有毒性的代謝產物乙醛（Acetaldehyde）反應特別敏感（就是乙醛讓我們第二天有宿醉的感覺）。少量的酒精就會稍微提高乳癌的風險。[39]

「稍微提高」聽起來沒什麼危險，但是一旦疾病如乳癌常常出現就事關重大了。為了簡短強調，這裡舉個簡單的例子：如果一萬個人裡面會有 10 個人受到一種疾病的侵襲。從樂觀的角度假設，這本書有一萬個讀者，那我的 10 個讀者必須算計到會得這個

病。我們假設，這個病的風險會因為飲酒提高 10%（大致符合了乳癌的實際數量）。10 個人的 10% 是一個人。「只」多出了一個讀者生病。

現在想像一下，這個疾病出現的頻率增加，一萬個人裡就有 500 人受到波及。在這個例子上我們提高 10% 的風險，那就不只是多一個病例。500 個人的 10%，也就是說，現在多了 50 個讀者生病！

因為老年罹患心血管疾病的危險相當大，透過適量飲酒來降低一點風險是有意義的。乳癌的風險稍微提高也是一樣的情形，適量飲酒很可惜也會提高乳癌的風險。

有跡象指出，經由飲酒提高的乳癌風險可以透過額外的葉酸「緩解」到某個程度。酒精會抑制小腸吸收葉酸。葉酸屬於維生素 B 群，特別對懷孕的婦女是必要的營養素（她們當然不喝酒，最理想的情況是在懷孕前幾個月就開始吃葉酸藥丸，一般推薦每天 400 毫克）。如果經常飲酒，肝臟也會儲存較少的葉酸，會大量通過尿液排出體外。所以飲用酒精常常會造成葉酸不足。許多研究得到結果，飲用酒精所提高的乳癌風險，女性可以用攝取大量的葉酸來降低風險（與歐洲各國做比較，德國婦女每天攝取大約 230 毫克的葉酸偏少）。當然這不是允許你肆無忌憚地喝酒。

「葉酸」這個字的來源是拉丁文 folium，代表「葉子」。這個字透露綠色的葉菜類蔬菜是很好的葉酸來源，尤其是球芽甘藍、蘿蔓萵苣和煮過的菠菜。其他的優質來源還有肝臟、蘆筍、小扁豆、雪蓮子、豆子、小麥胚芽、青花菜、酪梨和柳橙。[40]

對酒精做個結論。除了飲用量之外還有一項重點：我們**如何**飲用。特別是把酒精灌進身體的速度扮演了決定性的角色，你應該已

經發現了。酒精跟其他所有攝取的卡路里不同，我們的身體不能儲存酒精。酒精必須盡快地被分解。從中可以導出幾個理性的「遊戲規則」：

- 不能將每天允許的兩三杯「保留起來」和「累積點數」，然後在周末一次灌進所有的量，讓自己醉到不省人事（俄國人對此有自己的字：sapoi）。不行，最好每天有節制地飲酒，而不是在固定幾天放肆地喝到 sapoi。
- 一周內一兩天不喝酒是個好主意，至少基於三個理由：第一為了「排毒」，第二，經常性飲酒有一個風險，會把越來越多的飲酒量當成正常，第三，因為我們會一再珍惜那一杯葡萄酒或冰啤酒。
- 不要空腹飲酒，而是吃飯搭配飲酒，並且慢慢享受。如果你喜歡喝葡萄酒，請你再準備一杯水。水可以解渴，酒可以讓食物的香味更完美。
- 最好避免烈酒，除非你可以整晚都只喝一杯燒酒。常見的問題是，我們會太快把太多酒精灌進身體裡（常常也沒吃東西）。[41] 加了糖的雞尾酒我根本不喝。

　　再給你一個提示：有壓力或是心情不好的人不應該拿起酒杯，而是應該拿起運動鞋或壺鈴，就算你一點都不感興趣。如果人心情不好、憂鬱，然後喝酒，很多時候反而會更憂鬱。「酒裡有實情」（in vino veritas）：酒精會把藏在內心的事表現出來。跑步和運動會趕走鬱悶的心情。我可以保證，不需要跑超過 40 分鐘（任何能讓

你心臟快速跳動、讓你流汗的運動，都有同樣效果），你就會覺得煥然一新，像是變成另一個人。甚至心情好到可以小酌一杯。

第 8 章

脂肪 I：
探索脂肪世界，以橄欖油為例

抗老物質雷帕黴素

在世界的另一端，智利和紐西蘭之間廣袤的南太平洋上，火山島復活節島聳立在海上，以神祕的摩艾石像聞名。高數公尺，頭部巨大，人們用它們來尊崇和紀念首領。雖然早已經過世，但仍以超大形體呈現在眼前。這些化為石像的祖先曾經用來做為「這個世界和冥界的連結」。[1]

復活節島上較不為人知但同樣令人著迷的是一個菌種，是幾十年前一個科學探險隊在島上的土壤發現的。研究結果得出，這個菌種會在內部形成一種物質。人們將這個物質命名為「雷帕黴素」（Rapamycin），是 Rapa Nui（復活節島原住民的名字）和希臘字 mykes（真菌）的組合，指出細菌用雷帕黴素來對抗真菌。

然而雷帕黴素的作用更多，如專業雜誌《自然》2009 年報導：同時有三個研究團隊在美國不同的實驗室進行大規模有穩固科學基礎的研究證明，單單一劑雷帕黴素就讓老鼠的壽命延長將

近 15%。[2] 特別讓人印象深刻的是結果的一致性。延長壽命的效果不僅顯現在母老鼠（14%），同樣也出現在公老鼠身上（9%）。雷帕黴素能在基因不同的老鼠族群中同樣引發抗老的效果，還有一件事大有指望：就算老鼠已經 600 天大才開給雷帕黴素，還是可以延長壽命。換算成人類壽命相當於 60 歲。這證明，即使在晚年也可以攔阻生理時鐘，也許還是特別有利的時刻。對於科學期刊《科學》而言，雷帕黴素的發現是 2009 年重大的突破之一。[3]

其他的研究也支持了雷帕黴素的抗老效果。這個物質延長**所有人**到目前為止測試過的生物和動物的壽命，從酵母、蒼蠅和蠕蟲，到剛才提過的老鼠。很明顯的，雷帕黴素觸動到一個主控老化的開關。在老鼠身上，這個物質預防癌症形成，也預防其他典型的老年疾病，如動脈硬化症和阿茲海默症。能夠同時預防多種老年疾病就是一個跡象，證明雷帕黴素能干預老化本身並加以阻擋。[4] 但是如何進行的呢？

我們已經多次遇到影響力很大的蛋白質分子 mTOR。讓你回憶一下：如果細胞裡有一個建築工地領班，那就是 mTOR。當我們有豐沛的建築材料如胺基酸和能量可供使用，工地領班 mTOR 就會對細胞下達命令建造、成長和繁殖（同理，很多癌症種類裡的 mTOR 也都被啟動）。如果原料供應短缺，mTOR 的活躍度就下降：在新陳代謝低潮的期間，成長必須等待。mTOR 直接對細胞下達停止建設的指令。

危機期間，細胞不會只被動地等待好時機。鑒於食物短缺，它們開始「消化」堆積起來的細胞廢物（有缺陷的小細胞體，叫做細胞器，結塊的蛋白質分子）。在某個程度上，細胞跟我們人沒什麼不一樣：遇上大危機而且也別無選擇的時候，它們才會變得比較不

浪費，並發現廢物循環的好處。

　　這個稱為「自噬」的清除行動被證明極為有益。除了別的原因以外，老化之所以會出現，是因為有越來越多的分子廢物堆積在細胞內，部分也堆積在細胞周圍。這些垃圾擋住細胞的路，擾亂它的作用，甚至（可能像阿茲海默症和帕金森症）摧毀細胞。當細胞用自清程序來清除垃圾，在某個程度上便倒轉了生理時鐘並讓自己變年輕。[5]

　　雷帕黴素在這裡發揮作用。雷帕黴素抑制 mTOR，這也是 mTOR 縮寫的由來，表示「雷帕黴素的作用機制標的」（mechanistic target of rapamycin），雷帕黴素的對接目標。[6]如我們所知，延長動物生命最有效的辦法就是長期的飢餓療程。減縮卡路里讓 mTOR 安靜下來，並喚起自噬的胃口。限制卡路里之外，比較舒服的另類選擇是大快朵頤，並吞下雷帕黴素。既使沒有食物短缺，雷帕黴素會前進到身體細胞內，黏在 mTOR 上，讓它停止活動。就好像雷帕黴素想欺騙細胞，禁食時間開始了，雖然真實情況是我們已經飽到快滿出來。結果是：建設的活力停止下來，自噬的行動開始。

　　換句話說，雷帕黴素聽起來像完美的抗老藥物，也許有一些不太好的副作用，例如對免疫系統有太大的抑制作用，胰島素阻抗，白內障（眼睛水晶體混濁），很可惜也會造成睪丸萎縮。[7]有些人會將這些風險和副作用當成「芝麻大的小事」，儘管對睪丸的估計是正確的，雖然他們不樂意，可是會有較長的壽命，而且沒有癌症和阿茲海默症。但事實是，目前沒有人知道多少劑量的雷帕黴素對人類有什麼影響。

　　然而還是有理由相信，我們也可以在沒有副作用的情況下有利地影響 mTOR（＝溫和地抑制）。方式完全自然。我可以想像，你

已經有預感如何克服這個問題。完全正確，就是透過飲食。因此我們要來談第三個也是最後一個主要營養素：脂肪。

我已經提過，在為本書做研究調查的過程中最驚訝的發現是，大眾對脂肪的恐懼沒有根據：我們吃的脂肪不必然會讓身體肥胖，脂肪也不是普遍都對身體有害。對有胰島素阻抗的人來說，含有豐富脂肪的飲食比傳統低脂飲食對減肥還更有幫助。此外，許多高脂食物就是健康，往往比快速吸收的碳水化合物，例如比我們吃的米飯、白麵包和馬鈴薯還要更健康。再三強調都不夠，這不是論戰，而是把過去幾十年來累積的認知做個理性的總結。順帶一提，我個人現在比以前吃更多脂肪（而且比以前瘦，感覺比以前健康）。

不管怎麼樣，「老化的開關」mTOR 可能扮演了一個主要角色。我們已經知道，三個主要營養素中特別是蛋白質（胺基酸）能讓 mTOR 活躍。第二個有決定性的活化要素是葡萄糖和胰島素，這也說明了，富含碳水化合物並有高升糖指數的食物，如米飯、白麵包和馬鈴薯，因為會促進老化所以也不健康。當然脂肪也會對被 mTOR 記錄下來的能量供應做出貢獻。然而就粗略的經驗法則我們可以說，三個主要營養素中，第一是升糖指數 GI 低的碳水化合物（Slow-Carbs 例如豆莢類），第二特別是脂肪，屬於那些「不會驚擾」到 mTOR 的物質。[8]

不論透過這個還是其他管道，眾多帶有高脂肪比例的食物特別有益健康。我們應該多吃一點！舉幾個例子：高品質的橄欖油、堅果、酪梨，甚至黑巧克力，它的成分中超過 50% 是脂肪（可可脂）。當然還有特別有利的 Omega-3 脂肪，存在於全麥產品、奇亞籽和亞麻仁、核桃和油菜籽油，尤其是高脂肪的魚裡，如鮭魚、鯡

魚、鯖魚、沙丁魚和鱒魚。還有其他所謂 Omega-6 脂肪，例如葵花籽和葵花油也證明是健康的。

　　脂肪是接連三章的主題。我們會談到美味、部分極為健康的脂肪酸和高脂肪食物。我擔心你有時候會流下口水。如果你暫時放下本書，帶著咕嚕咕嚕作響的胃直奔廚房，我一點也不驚訝。無論如何我確定一件事，如果你把這三個關於脂肪的章節看到最後，你能完全掙脫對脂肪的恐懼。你會比以前更享受脂肪的美味，你也應該這麼做。

橄欖油：心臟殺手還是液體黃金？

　　地中海飲食裡面沒有了橄欖油，還能算什麼？橄欖油，希臘詩人荷馬歌頌它為液體黃金，不僅嬌寵我們的舌頭和味覺。橄欖油更被證明是對全身都好的可口良藥。前不久，例如西班牙對地中海飲食研究（參考第 3 章）的學者，在重新評量數據時有一個驚人發現：那些幸運被分到橄欖油組的女性（每星期可以得到一公升免費高品質的橄欖油），她們乳癌風險比控制組要低 68%。到某一個點，甚至可以顯現相當清楚的劑量與效果的關係：攝取的橄欖油越多，得乳癌的風險就越小。[9] 因為乳癌是相當常見的疾病，所以這是一個非常重要的結果。

　　結果聽起來已經很有希望。但是我們不想太草率地附和荷馬，首先要處理普遍對脂肪的恐懼，根據這個恐懼，脂肪，也包括橄欖油裡的脂肪，就算它可能預防特定疾病，如乳癌，但是最後會造成動脈「阻塞」（就像廚房洗碗槽的排水管會被太多的油脂阻塞）。有一個低脂團體提出這樣的論證。這些人大多是強硬的全素食者。他

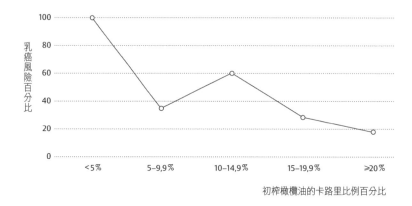

初榨橄欖油的卡路里比例百分比

圖 8.1：橄欖油的攝取量越多，乳癌的風險越低。橄欖油愛好者（每天卡路里攝取量的 20% 或更多）跟攝取量較少的婦女（少於 5% 的卡路里攝取量）相比，乳癌風險降低大約 80%。[10]

們的論點完全令人信服：對，地中海飲食是健康的。但是原因在於地中海飲食是由許多水果和蔬菜、豆莢類和全麥產品組成，和橄欖油一點關係也沒有。如果去掉橄欖油，地中海食物就**更健康**！

　　這個立場的著名代表人物是美國心臟學家愛色斯坦（Caldwell Esselstyn）。愛色斯坦幾十年前治療一小組的心臟病患，這些人因為情況不樂觀而被之前的醫生放棄。愛色斯坦讓他的病人（他們稱他為 Essy）進行很嚴格的低脂全素飲食。這表示：不吃肉，完全沒有動物性產品，不喝牛奶，從不吃蛋、奶油、乳酪。愛色斯坦和他的信徒只攝取植物性食物、全麥產品、蔬菜、豆莢類和水果。他不建議吃堅果和酪梨，因為太多脂肪。尤其遵守一個座右銘：不吃油。「一滴也不吃！」愛色斯坦醫生在演講和他值得一讀的書《預防與逆轉心臟病》（*Prevent and Reverse Heart Disease*）裡的建議一樣，因

為「每一匙油就好像牛排裡的飽和脂肪一樣，會強烈地促進心臟疾病。」[11]

我很尊敬愛色斯坦醫生。他毫不妥協的飲食方案當然不像吃糖一般簡單。但是能貫徹 Essy 飲食的人，看起來真的能在自己身上創造奇蹟。愛色斯坦雖然詳細記錄了他保護心臟飲食的有利效果。但是就嚴格的意義上來說，他並不是在做科學研究（例如在他那裡沒有控制組，這也是為什麼愛色斯坦被大多數研究學者忽略的原因之一，雖然有一些科學上很嚴格的實驗，至少在趨勢上確認了愛色斯坦的研究結果）[12]

根據愛色斯坦的描述，有些病患「距離死亡比活著更近」。[13] 然而，在變更飲食之後幾個星期到幾個月，幾乎所有的人都覺得脫胎換骨。許多人又可以走路，而沒有胸痛或是呼吸困難的症狀，甚至能做運動。X 光片顯示，一些病人受損嚴重的血管奇蹟地復原了（參考序圖 0.2）。

因為我也有同類型症狀，所以也將飲食（首先實驗性，然後長期）改變成大多以植物為主。我成了一個遠距的 Essy 病人。在我的生命裡，盤子上第一次大範圍鋪滿了各式各樣的沙拉、菠菜、青花菜、胡蘿蔔、櫛瓜、洋蔥、球莖甘藍、豆類或是我鍾愛的小扁豆。直到現在，我努力盡可能多吃一點蔬菜，有時候比較成功，有時候不是那麼成功。

當然我也常問自己，到底我復原的關鍵是什麼（也許是整體的計畫）。但是我可以不打折扣地說：它有用，而且速度驚人。在我改變飲食三四個星期後，情況就好轉了，特別在把慢跑當做「壓力測試」時發現：心臟病發作的情形很快降低。之後，雖然又過了幾個月，甚至到整整一年，直到最後一個「心悸」也消失不見。自此

以後我的心臟問題消失得無影無蹤，我的意思是：**完全**不見。特別讓我印象深刻的事實是，我**再也沒有**在夜裡發作。身體裡某個東西從根本上變好了。

　　然而有一點也很清楚：這跟放棄油沒有關係，因為如前所述，我現在吃的脂肪明顯比以前多，而且（幾乎）只吃健康的油。尤其我吃更多的堅果，更多的橄欖油，更多天然花生醬，[14] 每個星期吃酪梨，更多高脂肪的魚，更多亞麻仁和奇亞籽，以及更多的黑巧克力。（有一陣子我實驗性有計畫地少吃脂肪，但是在症狀方面沒有發現什麼差異。）

　　根據這個個人經驗，對這本書更重要的是：根據主題所收集的研究結果，我確信愛色斯坦的飲食理論能保護心臟，不是**因為**它放棄了很多健康的脂肪，而是它**雖然如此**還是能保護心臟。現在的認知特別堅信堅果的療效。在這裡愛色斯坦確定是錯了。你應該每天至少吃一把堅果，不一定要是核桃，甚至花生（從植物學上來看它原本不是堅果，而是豆莢類）也非常值得推薦。[15]

　　酪梨同樣值得推薦，而我覺得愛色斯坦建議不要吃酪梨很奇怪，也沒有建設性：每天一個酪梨經證實對血脂有好的影響，能降低心血管疾病的風險。[16]

　　除此之外，絕大多數的研究結果說明高品質的橄欖油具有療效，而且不只如此，特別會對心臟有益。一個國際性研究團隊的最新分析也加以證明。這個研究植基於將近 12 個觀察性研究和實驗數據，他們的結果很有啟發性。如果單純分析地中海飲食中個別的組成元素會發現，很多元素一如預期都有利於降低心血管疾病的風險。但是有些相反（肉和奶製品），真的會**稍微提高**心臟問題的風險（參考圖 8.2）。下面的題目你可以猜三次：哪個食物最能降低心

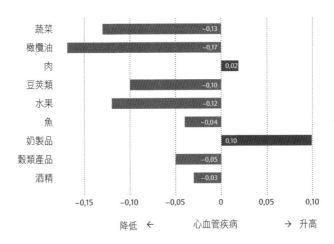

圖 8.2：地中海食物中哪些成分跟心血管疾病風險有多大的關係？這個新的分析替我再次整理出一個非常健康的飲食中的幾個重要成分：蔬菜、豆莢類和水果構成基礎，沒錯，在這個關係下，人們可以大量使用高品質的橄欖油。由於本書的調查工作，我已經不再是牛奶的忠實粉絲了，但是整體來說很多證據說明「奶製品」不能當成一個統一範疇來看待，而是要做更多區別：例如優格值得推薦，對乳酪也可以有比較正面的評價，奶油可以被視為「中立」。[17]

血管疾病的風險？答案是橄欖油。正好是地中海飲食中脂肪含量遠遠超前的元素最能保護心臟！[18]

脂肪酸的基本知識

　　什麼東西讓橄欖油這麼特別？為了解答這個問題，我必須暫時把你拐進脂肪的世界。

　　橄欖油大部分是由名為油酸的脂肪組成。這是一種**單元不飽**

和脂肪酸。食物和你身體中的脂肪分子主要是以一種形式儲存，目前被我們稱為「三酸甘油脂」。一個三酸甘油脂由三個（tri）脂肪酸組成，並由一種夾子（Glycerol，甘油）固定在一起。我們可以把三酸甘油脂像想成一個有三個尖端的叉子。因為脂肪酸（每個尖端）在健康上發揮決定性的作用，我會在下面幾頁稍微詳盡地解釋。

　　一個脂肪酸是由一條至少有兩個到最多三十個的碳原子（C）的鏈子組成，每個碳原子上大多各有兩個氫原子（H）。這裡是一個例子：

$$\text{HO}-\overset{\displaystyle O}{\underset{\textstyle}{\text{C}}}-\overset{H}{\underset{H}{C}}-\overset{H}{\underset{H}{C}}-\overset{H}{\underset{H}{C}}-\overset{H}{\underset{H}{C}}-\overset{H}{\underset{H}{C}}-\overset{H}{\underset{H}{C}}-\overset{H}{\underset{H}{C}}-\overset{H}{\underset{H}{C}}-\overset{H}{\underset{H}{C}}-\overset{H}{\underset{H}{C}}-\overset{H}{\underset{H}{C}}-\overset{H}{\underset{H}{C}}-\overset{H}{\underset{H}{C}}-\overset{H}{\underset{H}{C}}-\overset{H}{\underset{H}{C}}-\overset{H}{\underset{H}{C}}-\text{H}$$

　　如你所見，每個碳原子至少「黏著」兩個氫原子（只是不適用於左邊的一端，但是對我們的目的無關緊要）。脂肪酸，如人們所說，被氫原子**飽和**了。因此有「飽和脂肪酸」之名。

　　食物一直是由不同脂肪酸混合組成，其中一種形式的脂肪酸常常占優勢。奶油大部分是由飽和脂肪酸組成。其他著名的飽和脂肪酸來源是全脂牛奶、紅肉和乳酪。我們沒有理由攻擊飽和脂肪酸，但是總體來說還是要稍微克制，特別是當醫生證明你膽固醇過高的時候。大部分的飽和脂肪酸會提高不利的低密度脂蛋白膽固醇。

　　一個在多方面的正面例外是帶有中等長度的碳鏈（六到十個碳）的飽和脂肪酸。這是所謂的中鏈三酸甘油脂（MCT，medium-

chain triglyceride）。在椰子油、乳酪、牛奶和優格裡有少量的
MCT。高濃度形式只存在第 5 章提到的 MCT 油裡。這種油會促
進脂肪燃燒，並幫助減肥。此外，MCT 也會提高對胰島素的敏感
度。[19]

　　由於是飽和，所以一個飽和脂肪酸的碳鏈形狀直挺挺得像根牙
籤，可以讓好幾個這類型的脂肪酸整齊地包在一起，就像牙籤可以
很省空間地放進一個小罐子裡。基於這個原因，飽和脂肪酸，如奶
油，在室溫下通常是固態的。

　　橄欖油雖然也含有 10% 的飽和脂肪酸，但主要還是由（通常
比 70% 多一點的）**單元不飽和脂肪酸**組成。其他單元不飽和脂肪
酸的來源有：酪梨、禽肉和許多堅果，其中包括夏威夷果、榛果和
長山核桃、杏仁、腰果和花生。紅肉中的脂肪大約有一半是單元不
飽和脂肪酸組成（另一半是飽和脂肪）。單元不飽和脂肪酸的結構
看起來是這樣：

　　正好在碳鏈一個地方缺少兩個氫原子。這個地方的碳原子，如
化學家所說，接受一個雙鍵（C ＝ C）。由於碳鏈的同一邊缺少兩
個氫原子，於是產生一個缺口，造成這個分子有一個彎折：脂肪酸

看起來好像一隻折過的牙籤，這也是為什麼它們不能再緊密地包在一起。由於這個原因，油類如橄欖油是液態的。對牙籤來說不方便的地方，經證明對我們的身體卻是有好處：不飽和脂肪酸因為有這個彎折，所以堆積起來比較「鬆散」，對我們的身體有好的影響，而身體本身極大部分也是由脂肪酸構成。

例如我們的細胞膜由脂肪酸構成。脂肪特別多的臟器是大腦，而一部分的脂肪來自於我們食用的脂肪酸。如果我們主要食用飽和脂肪酸，會導致細胞膜比較僵硬，如果要這麼說，也會導致「比較僵硬的」大腦（從這個時候開始離傻瓜就不遠了）。我們多吃一點不飽和脂肪酸，如橄欖油和 Omega-3 脂肪，細胞膜就會柔軟一些。這個柔軟度很重要，因為細胞膜本身是特別活躍的結構。細胞膜上裝配有無數的接收分子和渠道，它們喜歡通過脂肪多的細胞膜（我們說 lipid rafts，字面上的意義：脂筏）。有些這類「游泳的」構成物的作用像天線，並從外面給細胞內部發送訊息。物質如葡萄糖、維生素和其他養分經由別的渠道進入細胞內部。如果細胞膜因為有較高比例的不飽和脂肪酸而比較靈活，這些物質就比較容易穿過細胞膜。我們的細胞也就比較能執行它的作用。

如此一來就有了可以遵循的第一個經驗法則：不飽和脂肪酸比飽和脂肪酸健康。這確實已經不是新的認知了，還確認了低脂運動的出發點是對的，這個運動一開始的重點在於降低飽和脂肪酸的攝取。但是我們也不能誇大，飽和脂肪酸本身肯定不是惡劣到要完全避免。例如在乳酪或是 MCT 油裡，它們完全沒有問題，甚至是健康的（在下一章還會討論更多在奶油和乳酪裡的飽和脂肪酸）。[20]

不過也有少數幾個脂肪種類，真的要對它們退避三舍。首先是

那種科學怪人脂肪，在專業領域中被稱為「反式脂肪」。反式脂肪是工業產品，無論如何是有害的。它們的產生過程是企圖將形成液態油的不飽和脂肪酸，用人工方式硬化，然後在生產線終端生產出可以塗抹的乳瑪琳。請看一下這個值得注意的結構：

$$
\begin{array}{c}
\text{O} \quad\ \text{H\ \ H\ \ H\ \ H\ \ H\ \ H\ \ H\ \ \textbf{H}\ \ H\ \ H\ \ H\ \ H\ \ H\ \ H\ \ H} \\
\text{HO—C—C—C—C—C—C—C—C—}\textbf{C}\text{=}\textbf{C}\text{—C—C—C—C—C—C—C—C—H} \\
\quad\quad\ \ \text{H\ \ H\ \ H\ \ H\ \ H\ \ H\ \ H\ \ \textbf{H}\quad\ \ H\ \ H\ \ H\ \ H\ \ H\ \ H\ \ H}
\end{array}
$$

一個反式脂肪像一根折斷的牙籤，又被人拙劣地折回去。反式脂肪之所以是不飽和脂肪酸，因為它們同樣也缺少了幾個氫原子，只是不跟一般一樣在分子的同一側。一個氫原子被調動到分子的另外一邊，也就是被稱為「反式的」編排。缺口因此變小了，彎折的地方大部分都消失了。

反式脂肪被證實是有毒的。它不只讓細胞膜硬化，對血脂值也有最不利的影響：反式脂肪會提高「壞的」低密度脂蛋白膽固醇和三酸甘油脂，卻降低「好的」高密度脂蛋白膽固醇。反式脂肪特別會讓危險的細小低密度脂蛋白顆粒往上升（低密度蛋白粒子sdLDL，曾經在第 4 章詳盡討論過）。這樣還不夠，反式脂肪還會促進發炎，並導致胰島素阻抗。所以難怪，反式脂肪除了會引起不少疾病外，還會大幅提高心血管疾病的風險。[21]

反式脂肪還屬於少數真的能讓人肥胖的脂肪。在一個實驗裡，研究者六年來餵兩組猴子幾乎相同的食物。唯一的差異：一組的食物含有一部分單元不飽和脂肪酸，另外一組用反式脂肪取代這一部

分的脂肪酸。猴子不需要禁食，也不會被灌食。人們將卡路里量精準地配合牠們的身體，以便體重盡可能維持穩定（每一公斤的體重每天獲得 70 卡路里）。

六年後的結果：獲得單元不飽和脂肪酸的那組猴子如預期地維持了體重。反式脂肪那組的猴子相反的，雖然攝取等量校準過的卡路里，胖了將近半公斤。半公斤？聽起來沒這麼糟。直到人們意識到，猴子本身大約只有 7 公斤。換算到 70 公斤的人身上，表示體重會增加 5 公斤！還有一件事同樣重要：這些多餘的脂肪尤其囤積在腹腔內部，而這些動物明顯有胰島素阻抗的徵兆。[22] 簡短地說，反式脂肪讓人肥胖**並且**生病。你一定要避開。

雖然食品工業也做了回應，反式脂肪也逐漸從飲食加工過程中消失，它們還是一直隱藏在薯條、洋芋片和其他（油炸的）速食、冷凍披薩、甜甜圈、油炸麵餅、餅乾和其他工業糕點裡。乳瑪琳裡也有它們的蹤跡。一些國家明令禁止人工的反式脂肪，德國沒有。很可惜德國這裡甚至連標示的義務也沒有，所以到底哪些產品有多少反式脂肪都不清楚。所以我個人堅持放棄薯條，和所有不是我自己烤的糕點。在麵包店裡，我忽視最前面的櫃檯，也就是脂肪和糖的區域，夏天那裡常常被黃蜂和蜜蜂攻擊（牠們也活得不久，也難怪，吃這種東西⋯⋯）。所以，不要碰反式脂肪！

最後還有**多元**不飽和脂肪酸，其中包括 Omega-3 脂肪，如前所述，多出現在高脂肪的魚上。這組脂肪的第二個選項是 Omega-6 脂肪酸，可以在許多堅果、種子核仁和油類，例如葵花子油或是特定的紅花子油中發現它的蹤跡。這些響亮的名字 Omega-3 和 Omega-6 回答了一個簡單的問題，從分子的末端來看，第一個雙鍵，也就是第一個彎折的位置在哪裡（給愛炫耀的人上個簡短的希

臘文課：Omega 是希臘字母中最後一個字母）。Omega-3 的第一個
C ＝ C 雙鍵在倒數第三個碳原子，如這裡的圖：

多元不飽和也表示有多處彎折，或是說：賦予我們細胞膜具
有印度瑜伽教主柔軟度的脂肪酸，這樣一來，我們真的可以達到健
康的終極高峰……這雖然把事情簡化太多，但是沒錯，它還是含有
核心真相。過去幾年的認知也支持這項結論，其中包括哈佛大學的
一項大型研究。為了這項研究，人們在為期 32 年的時間裡，追蹤
了超過 126000 人的命運。中心問題是：如果把飲食中一部分的碳
水化合物換成相等分量的不同脂肪，死亡風險會有什麼改變？在
圖 8.3 裡，你可以看到這個研究結果的綜合整理。快速下結論（因
為最後還是看具體食物而定）可以說：用飽和脂肪來取代碳水化合
物會提高死亡風險。用不飽和脂肪來取代，會降低死亡風險。多元
不飽和脂肪酸經證明特別有益健康。[23]（一個刊登在醫學雜誌《刺

脍針》的新研究，有來自 18 個國家超過 135000 人的數據，從趨勢
來看也得到類似的結果，但是在這個例子中飽和脂肪酸的表現相當
好。）[24]

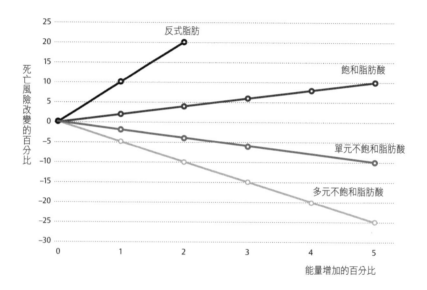

圖 8.3：這個圖表綜合了飲食中的碳水化合物用不同的脂肪取代後死亡風險的改
變。反式脂肪，例如以薯條和工業糕點的形式，會嚴重地提高死亡風險。多元不
飽和脂肪酸，例如出現在魚、核桃和油類，如葵花子油和菜籽油中，會降低死亡
風險。[25]

咳兩次的人買到了好油

　　高脂肪食物的健康與否不是**只**受到脂肪酸的瑜伽因素決定，一如往常是由整體的表現來決定。橄欖油是個很好的例子。因為就連橄欖油也不單純是脂肪分子。原本的橄欖裡充滿了所謂的植物化學成分。這是什麼？嗯，做為一顆橄欖可不是一件容易的事。要受烈日曝曬，不能躲到樹蔭下，氣候炎熱也不可能泡冷水澡，有真菌侵襲時也不能拔腿就跑。大家都知道，窮則變，變則通。所以橄欖就用化學的方式對抗這類攻擊，運用一整個兵工廠的植物性保護物質，它們的植物化學成分（植物生化素，植生素）。

　　照化學結構來看，這些成分屬於「多酚」的範疇。有兩種這樣的多酚叫做橄欖苦苷（Oleuropein）和橄欖油刺激醛（Oleocanthal）。名稱聽起來有些像化學密碼，但好處是：你可以吃出橄欖苦苷和刺激醛的味道。橄欖苦苷嚐起來有苦味，而刺激醛有一點胡椒的刺激性。如果你品嚐一湯匙好的橄欖油，喉頭會受到刺激。[26] 許多多酚，其中包括橄欖苦苷和橄欖油刺激醛，在我們的身體會發揮療效。幾年前一個發表在《自然》的研究被報紙報導，一位研究學者突然頓悟，液態止痛藥布洛芬（Ibuprofen）跟好的橄欖油非常相似，會刺激喉嚨（把布洛芬藥片含在嘴裡的人會了解這個感受）。

　　接下來的研究真的證明：橄欖油刺激醛像布洛芬一樣可以抑制相同的發炎訊息傳遞，即使實際上影響的範圍小很多，因為劑量完全不同。50 克冷搾橄欖油換算起來才有一個普通布洛芬藥丸 10%的藥效。這個稀釋的藥效不見得不好。不，橄欖油之所以會如此有療效，是因為橄欖油刺激醛能夠以**溫和的方式**抑制老年時慢性輕微提高運作的免疫系統。[27]

　　然而橄欖油多酚有可能以更直接的方式在身體裡發揮抗老化效果。在前不久的實驗中顯示，橄欖油刺激醛[28]和橄欖苦苷[29]都能抑制我們的老朋友 mTOR。因此橄欖油就像一種風味好的雷帕黴素，可以讓細胞回春！

　　到目前為止，這只是推測，但很清楚的是，植物用這些植物性化學成分來抵抗各式各樣的攻擊，是大自然裡最有療效的物質。有一個推測是，只要我們攝取這些物質，它們對植物所提供的保護也可以轉移到我們身上。[30] 鑒於強烈的日光照射日復一日對橄欖樹的影響，從這層考量下來看，這件事也許就不意外：根據一些十分嚴謹的研究指出，攝取橄欖油可以減輕因日曬引起的皮膚老化。[31]

　　自從我進一步鑽研這些研究結果開始，比起那些高級超市裡毫無瑕疵、散發光彩的模範蔬菜，我更懂得去珍惜那些看起來受過壓力且乾癟的蔬菜（只要注意一下模範檸檬和真正的有機檸檬之間的差異，有機檸檬曾為了存活受苦過）。在寵愛中成長不會產生抗壓性。

　　我們以為可以幫忙一個嬌嫩的植物，撫摸它們，照顧它們，用最舒服的環境培育（溫暖的溫度，充沛的水，每天用心理動力學與植物談話等等）。在這個保護計畫下當然也少不了定期噴灑二十幾種不同的殺蟲劑：最後，病菌的侵襲會讓我們的植物受到完全無法承受的壓力！但是這整套養生計畫最後只是讓植物不必使用對抗壓力的多酚來為自己做防禦罷了。[32]

　　長話短說，橄欖油不僅僅只是滿滿的脂肪而已。犒賞自己一瓶優質冷搾的橄欖油吧，義大利人說的「extra vergin」和德國人說的「nativ extra」一樣。好的油嚐起來有苦味和胡椒味，是橄欖苦苷和橄欖油刺激醛的味道。所以專業廚師不會平白無故強調非常重要的

「咳嗽品質標準」：在品嚐橄欖油時必須咳嗽一次或是最好兩次，這樣才可以確定找到了一個好的橄欖油。工業加工過（提煉）的油，其植物性化學成分已經大大減少，我不建議食用。

但是很可惜的是，就算在專家中間也有牢不可破的神話，可能是食品工業把這個神話散播到世界上的，以便推銷它們劣質的油。這個神話是，不應該用高品質的橄欖油來煎炸食物，用簡單「提煉過的」油比較好。錯！油炸實驗很清楚地顯示：橄欖油基本上是非常穩定的油，在高溫下也很穩定，[33]正是好油中的多酚可以讓煎肉時不產生致癌物質。[34]

我在廚房裡幾乎只食用特級初榨的橄欖油。我太太如果料理口味比較中和的菜，她喜歡用冷榨的有機葵花子油，攝取量適中也是好油，尤其是我太太使用更不用說。如果你不喜歡橄欖油，我比較會推薦冷榨的菜籽油替代，它的脂肪酸成分類似橄欖油，但是含有更多的植物性 Omega-3。此外我覺得它很可口。[35]

給橄欖油的稱讚已經很夠了！我不會再說了。請不要把我寫的內容當成橄欖油工業的廣告，而是引導你認識健康脂肪。也許還有一點：很可惜橄欖油的多酚含量極少被寫出來，我必須調查很長一段時間，才找到少數幾個含有高量多酚的橄欖油。因為我很不想替單一產品「打廣告」，所以不會特意說出這些油品的名稱。如果你有興趣，建議你食用會讓你咳嗽好幾次的產品。你會因此知道多酚的味道如何，做為自己探索橄欖油的良好起點。

第 9 章

脂肪 II：
飽和脂肪酸——棕櫚油，奶油和乳酪

某些脂肪讓人胖，某些脂肪讓人長肌肉

想像我是你的祖母。我想餵胖你，每天送給你三個杯子蛋糕。你開心地大快朵頤，在正餐之外還額外吃了點心，每天也額外攝取了 750 卡路里的熱量。

我很大方，也做杯子蛋糕給你的伴侶或最好的朋友，讓你們一起開心。實施寵愛計畫幾個星期後，你們兩個的體重都有點增加。為了讓你們兩個的體重增加得一樣多（我是個公平的祖母），保險起見，我定期檢查你們兩個的體重。

就這樣了。喔，不，還有一點，一件小事：為了好玩，我給你的杯子蛋糕用了多元不飽和脂肪酸（葵花籽油）烘烤。你的伴侶得到同樣的杯子蛋糕，但是只有一點不一樣：我用飽和脂肪酸（棕櫚油）取代不飽和脂肪。除了這一點以外，你們的杯子蛋糕都完全一樣，當然也包括卡路里。

你認為會發生什麼事呢？最後你和你伴侶之間會出現什麼差別

嗎？你們的杯子蛋糕有同樣多的卡路里，我還特意確認你們的體重也增加得一樣多，應該不可能會有多大的差異吧……

瑞典烏普薩拉大學研究人員做的「祖母實驗」[1]一開始時看起來也是這樣：兩組測試者在進行了為期七星期的杯子蛋糕飲食計畫後，各增加了 1.6 公斤。正好一樣多。從磅秤上來看，杯子蛋糕對測試者的身體有同樣的影響。如果不繼續追究，我們一定會得出一般的結論：如果攝取的卡路里比燃燒的多，體重無可避免會增加，結論就到此為止。一卡路里就是一卡路里。

但是科學家往前走了決定性的一步，並藉由核磁共振影像仔細觀看了測試者的身體內部。那裡顯示出的幾處差別讓人深思。葵花籽油那組人的體重增加，只有一半是歸因於新脂肪組織形成。另外一半增加的體重並沒有變成脂肪組織長在身上，這多餘的卡路里反而變成「精瘦的」**肌肉組織**！小結：就算是飲食過量，也有脂肪不是只會形成身上的脂肪，還會形成肌肉。光這個結果就令人訝異。

但特別值得注意的是跟棕櫚油組的對比。在棕櫚油這裡根本談不上長肌肉。相反的，測試者不僅有脂肪肝，腹腔內部的脂肪也擴張了。所以**飽和脂肪**比較容造成身體（不健康）的肥胖，跟人們的刻板印象一樣。

但是現在我們還不能清楚地詮釋實驗結果。照順序來說：我們清楚的是額外的卡路里造成額外的體重。卡路里不能憑空消失。所有測試者的體重在杯子蛋糕實驗結尾都增加了。所以我們可以確定，攝取的卡路里沒有被燃燒，人就會變胖。但是身體如何處理這些額外的卡路里？它們去哪裡了呢？這些卡路里會如何「分配」在身上？很顯然，這完全跟卡路里從哪些食物來的有關。從這方面來看，似乎不是每個卡路里的特性都一樣。

　　然而在撻伐飽和脂肪酸之前，我們應該思考一下，杯子蛋糕當然不**只**是脂肪做的。它要好吃，所以在兩個情況下都含有大量的**果糖**。這表示，很有可能是果糖造成棕櫚油那組測試者的脂肪肝和腹部脂肪增加。我們也知道果糖原則上有本事辦到這點。但是也不能排除棕櫚油導致測試者肥胖。有可能是果糖和棕櫚油的結合，讓肥胖程度更嚴重。

　　不管造成肥胖的原因是什麼，葵花籽油那組的結果叫人嘖嘖稱奇：**雖然**這組的測試者也是天天吃三個杯子蛋糕，並吃進大量果糖（在一般飲食外一共又吃進大約 150 個杯子蛋糕），但是他們身上卻沒有脂肪肝的跡象。這個現象又該如何解釋？應該是跟多元不飽和脂肪酸有關。解釋也許是，多元不飽和脂肪酸真的能保護肝臟不肥胖，就算果糖經連續攻擊了好幾星期。實際上真的有跡象顯示，多元不飽和脂肪酸能把促進肝臟形成脂肪的基因**關掉**。這意謂，有些脂肪不僅**不會**讓我們肥胖，在長期飲食過量下還能「化解」身體過度的肥胖問題。

　　做個總結：瑞典的杯子蛋糕實驗再次證明，在相等的卡路里數量下，不飽和脂肪酸對身體的影響比飽和脂肪酸要來得好。多元不飽和脂肪酸甚至可以在高卡路里的飲食下，部分地防範內臟脂肪。

　　對於飽和脂肪酸還有一個重要細節：瑞典的研究者在實驗裡特別使用棕櫚油當作飽和脂肪酸的來源，而棕櫚油的名聲不太好，雖然到目前為止的認知還很缺乏也很矛盾。[2] 棕櫚油是從油棕取得，特別受到工業的青睞，因為它很便宜，而且無味。所以相當多的工業產品裡都有棕櫚油，特別是乳瑪琳，還有部分的乳脂狀麵包塗醬（Nutella 巧克力醬，一些花生醬）、冰淇淋、餅乾和其他糕餅、冷凍披薩，現在甚至出現在香腸裡。[3] 這些食物反正聽起來不像水果

和蔬菜，所以我認為，少吃棕櫚油是理性的行為。瑞典的研究結果同樣不利於棕櫚油。所以我建議暫時要小心。

乳瑪琳的情況也很類似。乳瑪琳的問題不僅是可能存在反式脂肪和棕櫚油，而是我們常常不是很明確知道，每種乳瑪琳的成分裡到底藏了什麼。對於反式脂肪，整體情況雖然已大幅度改善，但還是不要碰葵花籽乳瑪琳，它裡面有反式脂肪：葵花籽**乳瑪琳**和葵花籽油不一樣！[4] 就算最後有一兩個產品可能證明沒有問題，但為保險起見，我完全放棄乳瑪琳。

奶油比抹奶油的白麵包還健康？

瑞典研究團隊在另一個不是控制得那麼好的實驗中證明，如果用傳統的奶油取代棕櫚油，還是會像棕櫚油一樣出現肝臟肥大的效果。[5] 眾所皆知，奶油大部分也是由飽和脂肪構成。所以烏普薩拉大學的科學家猜測，這種負面影響有普遍的特性，適用在所有或至少大部分的飽和脂肪酸，無論如何也適用於奶油。

我們該怎麼看？奶油到底有多健康，或是不健康？如果考慮對奶油的所有認知，我們一方面必須說：奶油跟它的飽和脂肪酸一定不如有療效的不飽和脂肪酸那麼健康。另一方面，我們沒有理由嚴格地避免奶油。聽起來有點模稜兩可，但這正是例子的關鍵。我們可以把奶油稱為一種「中立」食物。這是什麼意思？這表示，最後端看我們吃什麼來**取代**奶油。我們捨棄奶油而吃高品質的橄欖油或菜籽油，就是個好替代。不吃奶油而吃白麵包，就是個壞決定。一個最新的大型分析根據來自不同國家，超過 63 萬人的數據，其中也包括德國，此項分析的作者將最重要的事實精確描述如下：

我們的結果暗示，奶油和死亡風險、心血管疾病風險、糖尿病風險之間只有一個相當微小或是中立的關係。這個結果應該要跟加工的穀類食品、含澱粉的食物（作者注：如白麵包、白麵條、白米和馬鈴薯），和糖對心血管疾病以及糖尿病風險明顯有害的強烈對比下考慮……簡單說，結果說明了奶油的健康效果受替代選項影響。例如奶油是比白麵包或馬鈴薯更健康的選擇，一般而言，它是被塗抹在上面的。[6]

現在聽起來情況對馬鈴薯有點嚴峻，但整體來說，這個判斷在我看來是恰當的。跟白麵包和馬鈴薯做比較有一點意思，它傳遞一種感覺，也就是奶油的名聲要比它實際應得的明顯差很多。對平日的生活而言，較重要的問題也許是奶油跟其他脂肪相比會如何，例如橄欖油、葵花籽油或菜籽油，因為人們常用這些油來取代奶油。這個問題的答案很明白：跟不飽和的油類相比，奶油比較不健康。

我平均每星期也許只吃一兩次奶油。有時候用它來煎東西，著迷於它的香味，而且我當然也（很少）用奶油烤蛋糕。偶爾會好玩，做一杯「防彈咖啡」來喝，這是（前面提過）帶有一湯匙奶油和一到兩湯匙 MCT 油的咖啡。我使用的奶油來自可以自由活動和吃青草的牛。來自牧草地牛奶的奶油（跟牛奶本身一樣）含有較多的 Omega-3 脂肪酸和其他寶貴物質。我不能證明，但是想像這種牛奶真的很健康！

乳酪：維生素 K 和讓細胞回春的亞精胺來源

乳酪可以和奶油做比較，不過更吸引人，也更複雜。從營養技術來看，乳酪比奶油更有價值。乳酪除了蛋白質以外，也同樣含有很高比例的飽和脂肪酸。跟奶油和其他飽和脂肪酸相比，食用乳酪比較有利於血脂值。[7] 理由還不是很清楚，但是可能跟乳酪裡含大量的鈣質有關。鈣質在腸道裡跟脂肪分子連結，這個脂肪分子我們已經看過，可以讓腸道少吸收脂肪。這表示，我們攝取的脂肪有一部分靠著鈣質又被排出體外（這不是理論上的推測，而是根據飲食實驗以及之後對糞便做的檢驗）。[8]

此外，乳酪也是一些迷人物質的來源，例如維生素 K。[9] 維生素 K 尤其以凝血作用聞名（K 代表 Koagulation，英文 coagulation，「凝結」的醫學專門術語）。過去幾年來人們不斷驚訝地發現，維生素 K 還接手了身體上許多重要的功能。

例如維生素 K 可以保護動脈不硬化。維生素 K 可以活化蛋白質分子，與鈣質結合，並藉此避免停留在血管壁上。受到維生素 K 刺激的蛋白質分子也可以積極地把鈣質從血管壁上「抽出來」，也就是替血管除鈣。然後鈣質可以被運送到需要的地方，骨頭、肌肉、牙齒或是大腦。垃圾食物可以說幾乎不含維生素 K，而缺乏維生素 K 會導致本身很有價值的鈣質堆積在動脈壁上，大幅提高心肌梗塞的風險。[10]

維生素 K 和鈣質的交互作用清楚說明了，為什麼攝取單一的營養補充劑常常會有反作用。我們的身體並不那麼需要單獨挑選出來的物質，它喜歡**營養雞尾酒**，養分**包裹**。換句話說：它比較喜歡真正的食物而不是藥丸。

　　所以**經由食物**大量攝取鈣質的人（例如吃乳酪，它也提供必需的維生素 K），罹患冠狀動脈硬化的風險**比較小**。如果有人想要用幾個鈣片來彌補他攝取的垃圾食物，那就錯了：由於缺乏維生素 K，鈣質會堆積在血管裡，會導致心臟冠狀動脈硬化以及相對的風險和副作用。可能致命的副作用。一個稍微大型的德國研究得到結果，攝取鈣片會提高心肌梗塞的風險達 86%。[11]（營養補充劑在第 11 章有更多資訊。）

　　所以食物中的維生素 K 很重要。維生素 K 還可以協助防癌，無論如何，它在細胞實驗中可以抑制不同癌症的成長。另外，攝取含維生素 K 的食物跟降低整體死亡風險有關，特別是降低了因癌症造成的死亡風險。[12]

　　有一個理論說，身體在缺乏維生素和礦物質時會切換成緊急狀態，把這些物質主要保留給短期求生存之用。以維生素 K 為例：維生素會被保留起來給凝血用。（內部）傷口不癒就會死亡，所以維生素的凝血用途有最高優先權。如果很可惜沒有留下多餘的維生素 K 來避免漸進的血管硬化，從演化的角度來看這屬於次要的。我措詞強烈點，心臟的冠狀血管是否在 50 歲的時候硬化，對大自然來說無關緊要。重要的是，在那之前我們不會因傷口流血過多而死亡！

　　缺乏維生素，例如維生素 K 不足，會對身體不是很緊急的問題造成負擔，我們慢慢才會感受到。症狀會出現在老年的時候，以骨質疏鬆、心血管疾病或是癌症的形式出現。換句話說，垃圾食物導致的維生素與礦物質不足，雖然不會讓我們馬上喪命，但是會加速老化。[13]身體要在幾十年後才會跟我們算帳。所以我們可以把含有維生素 K 的食物當成一項好的老年投資。

　　一個很獨特的豐富維生素 K 來源是來自日本，名為納豆的發酵大豆產品，也被稱為「全素臭乳酪」（請注意，納豆有這個名字一點也不為過，不是每個人都能接受納豆，雖然從健康的角度來說它很給力）。[14]

　　我們大部分的人會比較喜歡真乳酪。乳酪從養分來看可能沒有達到納豆的水準，但是它不會讓吃的人生氣。很可惜，吃乳酪還是會讓很多人良心不安。真可惜，因為整體來說乳酪完全值得推薦。

　　除了鈣質和維生素 K，乳酪至少還含有一個非常值得注意並且很有療效的物質：亞精胺（Spermidine）。這個不太好聽名字的由來是因為，這個物質首先是從精子細胞分離出來的，也就是從精液裡。實際上所有的身體細胞中也都可以發現亞精胺。但是細胞中亞精胺濃度會隨著年齡降低，但有趣的是，這卻不適用於年紀到達不尋常高壽的人（例如在 100 歲人瑞血液中循環的亞精胺多得令人側目）。亞精胺是青春的泉源嗎？[15] 可能有點真實性。亞精胺類似雷帕黴素，可以延長許多有機體和動物的生命，而且跟雷帕黴素一樣，亞精胺可以啟動身體細胞自我清潔的程序（自噬），讓我們從裡面年輕起來。[16]

　　亞精胺的好處是，這個物質存在於許多本來就值得推薦的食物裡，只要吃這些食物，裡面的亞精胺通常會被身體吸收，發揮它的作用。[17] 攝取含有豐富亞精胺的食物，例如可以預期降低 40% 致命的心臟衰竭風險（相對於不攝取亞精胺的人）。[18] 最大的亞精胺炸彈是小麥胚芽（小麥穀粒中能長出新植物的部分，順帶一提，它也是絕佳的植物性蛋白質來源，相當好吃）。其他優質的來源還有黃豆、菇類、豌豆、青花菜、花椰菜、蘋果、梨子、沙拉、全麥食品和乳酪，不過亞精胺的含量視種類而有很大的差異。[19] 粗略來

講，較熟成的乳酪種類比新鮮乳酪含有更多亞精胺。這是一個經驗法則，不是一直行得通，如你在圖 9.1 可以看到。含亞精胺第一名的哈茨乳酪只熟成了幾天。相對的，帕瑪森乳酪的成熟期長達幾個月，卻幾乎不含亞精胺。[20]

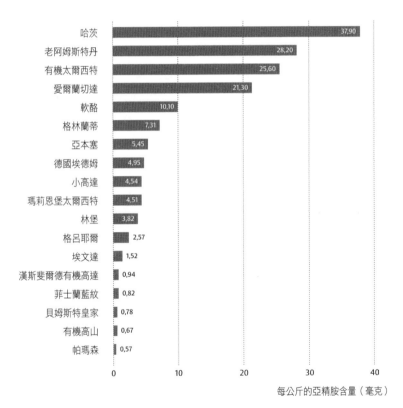

每公斤的亞精胺含量（毫克）

圖 9.1：基爾大學的研究者測試了 50 種乳酪的亞精胺含量。這裡是一個節選。如你所見，濃度的差異很大，這與許多影響因子有關：從生乳中的細菌和酵素、加熱處理，到不同乳酪種類的成熟期。[21]

　　結論：乳酪沒問題，乳酪是我們的朋友。[22] 我不想把奶油和乳酪捧上天，但是它們比外在的名聲要好得多。輕率對奶油和乳酪做判斷，沒有牢靠的數據，只因為食物含有飽和脂肪酸就大加撻伐，事情會變得適得其反。乳酪受攻擊的時候，食品工業帶給我們乳瑪琳，它的反式脂肪才真正有毒。直到今天，我們當中還有很多人放棄喜愛的卡芒貝爾乾酪，用其他快速吸收的碳水化合物或是某種沒有脂肪的（＝加糖）工業點心來取代，反而沒有好到哪裡去。[23] 可以停止了！願所有的乳酪愛好者好好享用，胃口大開。

第 10 章

脂肪 III：
油脂豐富的魚和 Omega-3 脂肪酸讓人瘦

魚和類似魚的東西

在德國最受歡迎的兩種魚是鮭魚和阿拉斯加鮭魚。[1] 除了名字聽起來雷同外，這兩個生物的共同點其實很少。我們大概知道鮭魚的長相。但是阿拉斯加鮭魚呢？沒有概念，因為看到牠時，外表已被工業加工處理過，變成添加棕櫚油、葡萄糖糖漿和糖的冷凍魚排，或是事先炸好有麵衣的魚塊。[2] 順便一提，阿拉斯加鮭魚並不是鮭魚，牠跟鮭魚連親屬關係都沒有，而是鱈魚的親屬。（牠的本名是「阿拉斯加狹鱈」（Alaska pollock），在行銷上有點不利。）

比名字重要的是裡面的內容。當然魚也是養分大總匯，不能縮減到單一的物質。然而在這個例子下很清楚的是，Omega-3 脂肪賦予魚特別的價值。

Omega-3 的原始來源在植物界。例如在青草和種子裡面的 Omega-3 脂肪酸，魚從海藻那裡得到。因為我們目前吃太多動物和動物性產品，而這些動物幾乎都不曾站在牧草地上，無法吃到

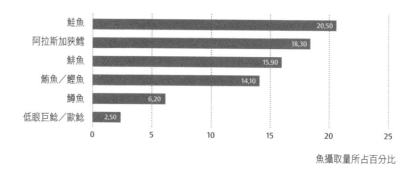

圖 10.1：單從形式上說，阿拉斯加鮭魚是德國最受歡迎的食用魚，但是在食品工業為我們「烹煮」的方式下，我比較想把最後的產品定義成「類似魚」。[3]

新鮮的青草，而是在農舍裡用缺乏 Omega-3 脂肪酸的「精飼料」育肥，所以我們飲食中的 Omega-3 脂肪酸常常太少。人不僅如其食，人也如其食之其食。沒有吃到 Omega-3 來源的動物無法提供我們 Omega-3 脂肪酸。

Omega-3 脂肪酸有許多不同種類，而魚是一些特別珍貴的 Omega-3 脂肪酸的最佳來源。但不是每一種魚。只有油脂多的魚才能提供數量值得一提的 Omega-3 脂肪酸。所以鮭魚、鯡魚、鮪魚、鱒魚、沙丁魚、鯖魚可以提供我們較多的 Omega-3 脂肪酸。蝦子和貝類則含有較少的 Omega-3 脂肪酸。

鮭魚屬於 Omega-3 含量最豐富的來源，此外也包括養殖鮭魚。一個神話說，養殖鮭魚比來自大自然的鮭魚含有較少的 Omega-3 脂肪酸。事實上正好相反：養殖鮭魚和養殖鱒魚的 Omega-3 脂肪酸含量遠遠超前，當然這個情形的關鍵是魚吃了什麼飼料。因為養殖魚整體來說肥很多（在水產養殖場的魚得到很多

飼料，而且不需要自己付出太多氣力），雖然 Omega-3 占整個脂肪的**比例**比野生魚低，但是從絕對值來說，養殖魚還是含有比較多的 Omega-3。[4]

我個人傾向野生鮭魚，但是也常吃養殖鮭魚，因為很少有新鮮的野生鮭魚。超級市場裡的新鮮鱒魚也是來自某個養殖場。很可惜這些養殖場的狀況常常很糟（太擁擠，預防性施用抗生素，飼料很糟糕等等），這種情形最後也是跟我們的期待有關，因為我們希望盡可能不要花一毛錢就能吃到複雜的生物。牠們對我們來說不值錢！我的想法是：魚類**應該**貴一點（其他任何形式的肉類和動物性也產品一樣）。以前人們常說「假日吃烤肉」，如今如果每天桌上沒有肉，我們就會很失望。假如魚和肉（再度）變成只能偶爾才買得起食物，也許是件不錯的事。再者，這也完全是為健康著想，因為高脂肪的魚對我們的健康很重要：我們不需要吃很多就能得到好效果。就是這樣。

其他受歡迎的魚類如鯡魚、鮪魚和鱒魚，同樣也是大量 Omega-3 的來源，阿拉斯加鮭魚和牠們相比 Omega-3 比較少。幾年前開始流行的低眼巨鯰身上幾乎沒有 Omega-3 脂肪（圖 10.2），反而有滿滿的水銀和其他有毒物質。[5] 低眼巨鯰來自亞洲的養殖場，絕大部分來自越南，「動物的幸福」在那裡是個陌生概念。魚會被趕到一個狹小空間，根本無法游泳（想像大約 40 條大魚擠在一個澡缸裡）。[6] 我不建議吃這樣的魚。

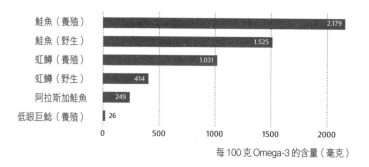

每100克 Omega-3 的含量（毫克）

圖 10.2：養殖鮭魚不像常常所聲稱的含有較少 Omega-3 脂肪酸，而是明顯比野生鮭魚更多，虹鱒也是。如我們所知，養殖魚一般比野生魚來得肥美。但是有些魚種，例如都是來自養殖場的低眼巨鯰，幾乎不含 Omega-3。[7]

我們吃的魚如何成為細胞膜的一部分

　　為什麼 Omega-3 脂肪酸這麼有療效？簡短的回答是：因為這個脂肪遠遠超過一個單純的能量來源。如果要給一個較長較精準的答案，那我得從頭說起。

　　我們需要食物，因為我們需要能量。但是食物不僅供應能量。尤其當我們談到脂肪，通常首先會想到卡路里。專注在卡路里上會讓我們忽略掉，有些脂肪的功用遠遠超過一顆卡路里炸彈。我們將會看到，Omega-3 脂肪基於它的**訊息特質**甚至有助於減肥。有些我們攝取的脂肪酸，如我們所知，完全不會被「燃燒」，反而會成為身體的一部分：這些脂肪酸會用在細胞膜上，而細胞膜會因為脂肪酸的不同，或比較僵硬，或比較柔軟。這會改變細胞整體的運作方式。

　　一個重要的例子是眼睛。你必須知道：Omega-3 脂肪酸以不同的變體出現。在陸地植物裡的形式稱作 α - 亞麻酸，例如在青草、亞麻仁和奇亞籽，也在核桃和油菜籽裡。這個 Omega-3 脂肪酸由一條有 18 個碳原子的鏈子組成，有三個彎折。所以它是多元不飽和脂肪酸。

　　如果我們吃到 α - 亞麻酸，這種脂肪酸可以被身體轉換，特別是在肝臟裡轉換。α - 亞麻酸在肝臟裡首先會被酵素延長，這表示鏈子上會加上幾個其他的碳原子。其次，碳原子鍊子**又會多增加幾個彎折**，也就是變得**更不飽和**。婦女以及小小孩的身體比男人的身體更能做到這點，這也告訴我們，新產生出的較長、較高程度的不飽和 Omega-3 對胎兒的發展很重要。

　　我們也可以直接攝取這個長的、高度不飽和 Omega-3 脂肪酸，而最佳的直接來源就是多油脂的冷水魚如鮭魚和鱒魚。強烈被彎折的脂肪酸就算在低溫（甚至零下溫度）依舊是液態。在鮭魚裡面的高度不飽和脂肪酸就像一種防凍藥劑，保障身體在極度低溫下還保持柔軟。也許這對鮭魚的生存競爭有一定的優點，讓牠不必在冰冷的海水和河水中僵硬得像一塊奶油，可以顯現出更多活力（鮭魚生活在海裡也生活在河裡，特別是為了產卵而去河裡）。

　　重點是：主要是鮭魚和其他高油脂魚的長鏈、高度不飽和 Omega-3 脂肪酸會埋置在我們的細胞膜內。這組裡面最重要的 Omega-3 脂肪酸稱作 EPA（Eicosapentaenoic acid，二十碳五烯酸）、DPA（Docosapentaenoic acid，二十二碳五烯酸）和 DHA（Docosahexaenoic acid，二十二碳六烯酸）。

　　眼睛和大腦含有特別大量的 DHA。在長鏈的 Omega-3 脂肪酸中，DHA 脂肪酸又是非比尋常，因為它有如此多彎折（六個），所

以這個脂肪酸的分子是一個圓圈的形狀，像一條咬著尾巴的蛇。DHA 分子看起來像一個小圓圈。這個分子特別「蓬鬆的」結構，以獨一無二的方式影響細胞膜。

　　例如在眼睛裡。視網膜由記錄光線的感光細胞組成。有些感光細胞，「小細桿」，在黑暗、黃昏和夜裡負責看的任務。過程是這樣：在這些視桿細胞（高脂的）細胞膜裡有蛋白質分子，名叫視紫質（Rhodopsin）。只要光線一遇上視紫質，視紫質分子就會改變形狀，視桿細胞就會對大腦發送信息（光線！）。我們就是用這種方式能看見東西。

　　視紫質分子本身又被嵌入細胞膜中的脂肪酸包圍。細胞膜是由脂肪酸組成，裡面充滿了視紫質。視紫質分子有點像浮筒，在薄的脂肪層中（＝細胞膜）游泳。視我們吃的食物而定，這層薄膜由不同的脂肪酸組成，也會影響視紫質分子的功能。

　　最後證明，這個圓的、「鬆散的」DHA 脂肪酸跟其他的脂肪酸不同，它能協助視紫質在光線到來時改變形態，大幅改善訊號的傳送。假設你想練體操，一次穿上潛水衣，一次穿上較寬大的 T 恤和慢跑褲。穿哪個練起來比較有樂趣？我們的視網膜細胞膜中的視紫質情況也類似：視紫質在那裡穿著慢跑運動衣，也就是說，被鬆散的 Omega-3 脂肪酸包圍更能把體操練好。Omega-3 脂肪酸對視網膜的作用就好像是運動裝備。基於這個原因，Omega-3 脂肪酸對眼睛很重要，而且嬰兒的視力在仍在母體時就已經開始發展。換句話說：我們吃的魚，或母親吃的魚，不單被燃燒轉換成能量，部分會來到我們的眼睛，加強我們的視力。[8]

　　同樣重要的例子是大腦。Omega-3 脂肪酸會被大量裝配在大腦裡，大腦是特別多脂肪的器官。嬰兒在懷孕第 30 週的時候，大

腦只有一個橘子的重量（100 克）。一年還不到，在 18 個月大的時候，這個時期快速成長的大腦增加了整整一公斤重量，現在重 1100 克。同一時期，DHA 的含量提高到了 **35 倍！**[9]

　　跟在眼睛裡一樣，DHA 和其他的 Omega-3 脂肪酸也大力協助大腦的作用。訊息傳遞本來就是大腦的運作模式：那是神經細胞（神經元）間毫不停歇的資訊交流，創造你的整個內心世界，你的思想、幻想、感覺，直到被你稱作「我」的那個人。如果大腦內的訊息傳遞經由內建在神經元上的 Omega-3 脂肪酸得到改善，我們不一定看得更清楚，但是思考會更敏銳。

　　一項由柏林夏里特醫院（Charité）參與的德國研究得到這樣的結果：只用魚油膠囊的簡單療程（一天 4 粒膠囊，一共含有大約 1.3 克 EPA 和 0.9 克 DHA）就能讓介於 50 到 75 歲成年人的大腦結構得到強力修整。這項研究為期半年。這段期間內，控制組的大腦灰質明顯萎縮，縮減了大約 0.5% 的體積。而那些被隨機分到有 Omega-3 脂肪酸膠囊的實驗組，「一般性的」腦萎縮被遏止了。對，在幾個大腦區塊，大腦結構甚至獲得了**改善**。所以也難怪 Omega-3 測試者在不同的思考問題上把其他組的人遠遠甩在後面。測試者體內累積越多的 Omega-3 脂肪酸，「用字的流利度」就改善得越好（「你可以想到多少以 S 字母開頭的字？」在一分鐘內說出的字越多，你的「用字流利度」就越好。）[10]

　　但是我們不只用腦思考，也用腦**感覺**。基於這層理由，Omega-3 脂肪酸可以影響我們的心情，也可能讓我們的心情開朗。特別是憂鬱症病患常常缺乏 Omega-3。[11] 更有甚者，根據嚴重憂鬱症病患的 DHA 不足情況，還可以預測他的自殺風險！[12] 如果每天吃魚油膠囊療養（一共 4 克魚油，包括 1.6 克的 EPA 和 0.8 克的

DHA），幾個星期後不僅可以改善憂鬱症病患的大腦結構，憂鬱症的病情也會減輕。[13]

有個機制可能在所有情況裡都扮演了關鍵：Omega-3 脂肪酸會刺激一個叫海馬迴的大腦結構形成新的腦細胞。我跟大部分人一樣，在學校裡學到的是大腦神經元在出生後就不會再生長。最後證明這是錯的。在某些大腦區域，譬如海馬迴，是非常有可能再生的。據推測，不斷更新的新神經元特別有助於學習（很諷刺的也許正在學習剛剛那個神經元不能再生長的神話）。

海馬迴對學習新的記憶內容是個關鍵性結構。同時很奇特，罹患憂鬱症者的海馬迴有時候比一般人的小。憂鬱的人有時候去看醫生，因為他們擔憂記憶力的問題。最後核磁共振影像證明，這些病人的海馬迴**萎縮**了。[14]當 Omega-3 脂肪酸刺激萎縮的海馬迴形成新的神經元，病人的大腦結構會再度增長。大腦的結構好像被「治癒」了。聽起來像科幻小說，但事實上這個效果不僅多次顯現在動物實驗上，也顯現在人類身上。[15]

一個相合的猜測是，胎兒在懷孕的最後一個階段需要非常多DHA，如果食物不能充分提供胎兒 Omega-3 脂肪酸，為了應急它會從母體吸收。不好的副作用是：母親急性缺乏 Omega-3 常常可能導致被抱怨有 baby blues 到具體的產後憂鬱症（參考圖 10.3 所顯示的驚人關係）。[16]我並不想藉此暗示產後憂鬱一直歸因於Omega-3，原因很多樣（荷爾蒙、心理）。至少在幾個例子上，有可能多吃一點魚和植物性 Omega-3 脂肪酸能緩解情緒低潮。

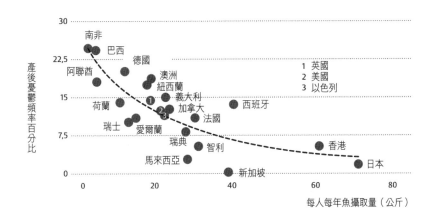

圖 10.3：一個國家吃的魚越少，那裡的女性越常要對抗產後憂鬱。這是一個觀察，當然還不能證明因果關係。但是有個推測是傾向這個，因為胎兒的大腦在形成時非常需要 Omega-3 脂肪酸，而胎兒會從母體上吸收（如果母親吃了大量的魚）。因此讓母體的 Omega-3 脂肪酸不足，提高了憂鬱症的風險。[17]

魚如何給我們的細胞下指令

　　Omega-3 脂肪酸對身體和心理的改變不僅在於它被建構在細胞膜裡面，並讓裡面的分子作用盡善盡美。脂肪酸也可以與我們細胞上的特定接收分子（受體）結合，並以這種方式傳達不同的訊息給細胞。就某種程度上來說，我們吃的 Omega-3 脂肪酸用一種分子語言和細胞「說話」，而且具有療效。

　　你也許還記得第 4 章裡提到，脂肪會藉由運輸膠囊通過血管，分布到我們的器官。這個膠囊可以避免在血液中產生油花。除此之外，血液中還有所謂的自由脂肪酸（游離脂肪酸）循環，為了不凝結成塊，只有一個蛋白質分子附著在上面。這些自由脂肪酸也能跟

我們器官的細胞膜結合，控制細胞內部的活動。

　　以腹部脂肪為例：它像一個腺體般分泌發炎物質。這些發炎物質部分是由脂肪細胞自己分泌的，部分也是由免疫系統的吞噬細胞分泌，因為這些吞噬細胞滲透進入腹腔內部的脂肪。不管是脂肪細胞也好，還是身體自衛系統的吞噬細胞，在它們的表面都裝備有受體，其中有些的作用像是 Omega-3 的感應器。當一個自由的 DHA 脂肪酸跟如此的 Omega-3 感應器結合，會在脂肪細胞或吞噬細胞內部引起連鎖化學反應，會啟動或是停止無數的基因活動。正面後果：經由干預細胞基因的活動，可以抑制細胞形成大量有害的發炎物質，發炎受到抑制。Omega-3 脂肪酸就像是一種藥膏，可以用來治療內部傷口。這意味著，我們吃下去的鱒魚雖然沒了生命，不僅會成為眼睛和大腦細胞膜的建構成分，還會給遺傳物質下達指令，遏止身體裡攻擊性太強的發炎。[18]

　　再怎麼強調「抑制發炎」的重要性都不為過，因為所有老年疾病，從體重過重、風濕、動脈硬化、失智到癌症，都跟慢性發炎有關，並且會受到發炎物質驅動。據推測，甚至會同時加速老化。相對的，溫和地壓抑發炎能減緩老化。對此已有第一批造成轟動的發現。

　　紐約亞伯特・愛因斯坦醫學院（Albert Einstein College of Medicine）的研究學者在《自然》期刊的一項大型研究中證明，如果我們把老鼠腦中名為「核因子活化 B 細胞 k 輕鏈增強子」（NF-kB）的主要發炎開關簡單地啟動或抑制，就好像可以用按鈕來加速或緩解老鼠的老化過程。如果讓分子生物學者來談發炎，大多也會談到 NF-kB。這是一種身體抵抗力的將軍（或許比較像海軍上將，因為身體是相當多水的國度）。如果 NF-kB 被啟動，免疫系統的司

令官就會發動分子戰爭：NF-kB 主導上百個基因，能大幅動員身體的抵抗力。遇到緊急的狀況，例如感冒或是有傷口時，是很有幫助的。免疫系統應該負起抵抗和維持秩序的任務。只是當任務拖得很長，失去控制並且沒完沒了（常常在老年或體重過重會遇到這樣的情況），附帶引起的損害會取得上風。身體組織受到免疫系統持續執行任務的傷害：免疫系統的攻擊破壞了我們的組織，也就等同於加速身體老化。

　　如果我們啟動老鼠名為下視丘的大腦區域裡的 NF-kB（下視丘：一個小的，但是極有影響力的大腦結構，可以調節成長、繁殖和新陳代謝過程，並且是大腦的「飽足中心」），會導致特定的荷爾蒙分泌下降。這個谷底的荷爾蒙量又會加速老鼠**全身**的老化：肌肉量持續減少，骨骼提早疏鬆，皮膚變鬆弛，體力也跟著記憶力一樣退化。老鼠快速老化並提早死亡。但是這一切都可以阻止，老鼠的生命也可以延長。不需要多做其他事，只要抑制下視丘裡指揮發炎的司令官 NF-kB。

　　這項發現著實驚人。它解釋了，老化和身體崩壞並不是不可抗拒的耗損過程的必然結果，不像我們一般想像車子用久會生鏽一樣。根據這個新看法，老化是一種由大腦主導的程式，類似青春期。如果大腦（特別是下視丘）「發炎了」，就會促進全身的老化。[19]

　　其中蘊含著一個好消息。如果老化是個由大腦指揮的程式，那大腦也有可能重新設定程式，讓老化停止。實際上，到某個程度是有可能的。

　　無論如何，我們可以抵抗大腦裡的炎症。很有趣的是，下視丘細胞的包膜也配備有 Omega-3 感應器。Omega-3 脂肪酸可以經由這個管道減輕下視丘的發炎，[20] 理論上也能對全身老化發揮有利的

影響。這到目前為止仍是推測，但是如果裡面藏這有一點真理，就表示，常常讓魚出現在餐桌上可以保護我們不會太早老化。

另外也有跡象顯示，Omega-3 脂肪酸遏止發炎的效果對減肥也很有幫助。因為體重過重**也**常常會引起下視丘發炎，導致它的作用大受影響。所以體重過重時，不只是腹腔內部的脂肪會發炎，還有大腦，至少下視丘會發炎。因為下視丘會激起飽足感，體重過重會導致我們不會那麼快感到飽足。**因為**豐盛的脂肪存量，我們經常會感到飢餓。這是如何運作的？非常簡單：就像發炎的鼻子幾乎聞不到什麼味道，發炎的下視丘也「聞」不到身體傳送的飽足訊息。如果鼻子在感冒的時候發炎了，可能很不舒服，但是我們自己至少知道。可是下視丘如果發炎了，我們一點也感受不到，至少不會直接感受到，因為大腦本身是沒有感覺的。我們只能間接地感受到，例如飽足感退化，我們無時無刻都感到飢餓。

體重過重會以這種方式讓體重更重，因為下視丘在「感冒」，無法察覺到身體已存有大量能量。我們可以用 Omega-3 脂肪酸突破這個惡性循環，因為它們可以改善下視丘發炎。下視丘能再度記錄卡路里，飢餓感減輕。[21] 已有研究證明，吃魚和 Omega-3 膠囊可以輔助減肥。[22]

結論：適當劑量的高油脂的魚和 Omega-3 脂肪酸值得推薦。吃魚可以減少許多老年疾病的危險，從癌症、心血管疾病到智力衰退。[23] 最近的詳細研究[24]發現，特別是魚，部分也可能是 Omega-3 脂肪酸，可以降低整體的死亡風險。[25]

高油脂的魚和 Omega-3 膠囊一如人們的想像，特別能在發炎的疾病上發揮有利的影響，例如在四五十歲之間常會出現折騰人的關節炎（風濕，或精確地說，類風溼性關節炎）。[26]魚和魚油膠囊當

然不是萬靈丹，但是對提升整體的健康很寶貴。

　　我推薦每個星期吃一到兩份的高油脂魚。不喜歡吃魚的人，可以考慮吃 Omega-3 膠囊替代，特別是體重過重以及（跟醫生商量過）有發炎疾病的時候。[27]魚油膠囊的一般劑量是每天兩粒到最多三粒。通常一粒膠囊裡含有一克魚油。大約一半多一點的成分是不同 Omega-3 脂肪酸的混合物，一般主要是 EPA 和 DHA。建議：市面上有經過分子清潔的魚油膠囊，可以去除大部分可能存在的水銀和其他有害物質。具有可能類似魚油效果的替代品是磷蝦油。[28]另一個替代品是海藻油，也適合全素食者食用。最好把膠囊儲存在冰箱裡以免出現油耗味。

脂肪的總結與建議

　　單單「脂肪」就已經宣告，攝取這個主要營養素時我們身上會發生什麼事：吃脂肪長脂肪，這是一般的刻板印象。事實上，脂肪每克含有 9 個卡路里，比碳水化合物和蛋白質的能量更高，它們每克只能提供我們 4 個卡路里（純酒精每克含 7 個卡路里，介於中間）。除此之外，我們還把血管直覺地想像成「排水管」，眾所皆知太多油脂容易讓排水管堵塞。所以我們也就明瞭，為什麼攻擊脂肪會受到這麼大的迴響。脂肪恐懼症的後果是讓我們吃下越來越多能快速吸收的碳水化合物和加糖的工業產品，最後證明部分產品對身體的傷害更大。

　　現在已經很清楚，大部分的脂肪都是無害的，很多脂肪還特別健康。尤其是 Omega-3 脂肪酸特別有療效，可以在亞麻仁和奇亞籽、核桃、菜籽油和高油脂的魚類（鮭魚、鯡魚、鱒魚等等）裡

找到。對我們的健康和身材最具關鍵性，不只是食物的能量密度，更重要的是食物在生理上發揮的作用。有些我們吃下的脂肪酸會建構在身體的結構裡（細胞膜上），還可以當作訊息傳遞物質，例如（Omega-3）可以減緩發炎。

有些脂肪酸的「醫療訊息傳遞特性」經證明對體重過重和老年有好處。所以「水管模式」跟實際血管的生物特性少有吻合之處。動脈硬化也較屬於**發炎**的疾病：低密度脂蛋白顆粒堆積在血管壁上，然後慢慢「生鏽」導致發炎。這解釋了，為什麼 Omega-3 脂肪不僅不會阻塞血管，反而能透過它抑制發炎的作用**降低**心血管疾病的風險。除此之外，Omega-3 脂肪也能減少許多老年疾病的罹患危險，例如同樣是發炎疾病的風濕。因為體重過重也會升高發炎過程，Omega-3 脂肪酸同樣可以發揮療效。

有胰島素阻抗的時候，健康的脂肪也會成為我們的朋友。因為胰島素阻抗會隨著年齡增加，所以總體來說，在人生後期**攝取**較少的碳水化合物，用較多的脂肪取而代之對健康有益。無論如何，我現在吃的脂肪比以前多，特別是亞麻仁、堅果、橄欖油、菜籽油、酪梨、黑巧克力和魚。我吃的乳酪也多了一些。

以經驗法則來說：不飽和脂肪酸比飽和脂肪酸健康。就算是飽和脂肪酸，大致來說也沒問題，特別是乳酪。我們可以把奶油評為「中立」，現在很流行的椰子油也是。這個油品被炒作起來變成熱門，是因為被誤以為是一種 MCT 油，也就是一種由好的的中鏈飽和脂肪酸組成的油。但是椰子油裡只有 15% 的 MCT。請不要誤解：椰子油沒問題，只不過不是「超級食物」罷了。[29]

無論如何都應該避免的高脂肪食物是：香腸，以及特別因為可能存在反式脂肪的甜甜圈、油炸麵餅、洋芋片、薯條和其他油炸食

物、冷凍披薩餅，以及不是你阿嬤親手做的糕點（而是由食品工業製造）。

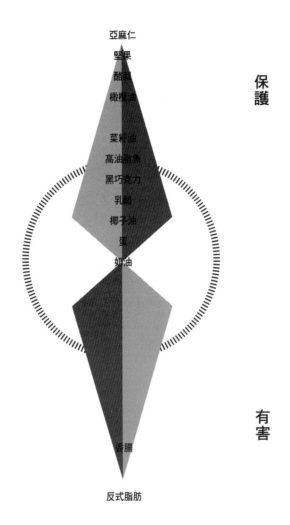

亞麻仁
堅果
酪梨
橄欖油
菜籽油
高油脂魚
黑巧克力
乳酪
椰子油
蛋
奶油

保護

香腸

有害

反式脂肪

脂肪指南針

不同於一般刻板印象，大部分的脂肪或多或少都很健康，許多高脂肪食物甚至特別值得推薦。只有反式脂肪千萬不能碰，它們有毒。

第 11 章

不要服用維生素丸！除了……

適合所有人：維生素 D_3

你不需要維生素丸，幾乎不需要。如果你喜歡喝現打的蔬果汁或是綜合維生素果汁，很好。但是最好一天一杯就夠了。不要把果汁當成真正水果的替代品。

大部分的維生素丸雖然「只是」純粹浪費錢，有一些維生素丸卻會對健康有害。例如高劑量的維生素 A 和 β-胡蘿蔔素（維生素 A 的前驅物）藥丸甚至會提高死亡風險。[1]

根據目前的認知，現在只有一種維生素可以透過藥丸形式降低死亡風險，就是維生素 D_3，在很多方面是個特例。如前所述，我們的身體喜歡養分的總匯，不喜歡單一的養分。順帶一提，只要大略按照本書的建議攝取食物，可以確定所有的維生素和礦物質的分量都會超過足夠。維生素 D 卻是個例外，有兩個理由。[2]

第一，很少有食物含有維生素 D。基本上是高油脂的魚，如鮭魚、鯖魚和鯡魚，然後是魚肝油和受陽光照射的菇類，或是在陽

光下乾燥的菇類。[3] 但是大部分的維生素 D 是由身體自己製造的，所以嚴格說起來，維生素 D 根本不是維生素，因為維生素的定義是，我們一定需要少量，但是自己不能製造。你一定知道，我們的身體只有在足夠的陽光（準確地說：紫外線 B，UVB）照在皮膚上才能合成維生素 D。

為什麼一部分的人種在演化過程中發展出淺色皮膚，一個原因可能是，身體可以用這種方式形成更多的維生素 D。深色的皮膚色素會阻擋 UVB。所以深色皮膚是天然的防曬因子。在非洲的熱帶草原曾群聚了人類的所有代表，深色皮膚對人類來說很實用。當人離赤道越遠，例如人類越向北方遷徙，問題就會越來越大，皮膚形成的維生素 D 越來越少。德國冬天的太陽光甚至弱到即使淺色皮膚也不能形成維生素 D，在戶外停留的時間再長也沒有用。

結果就像好幾個研究所揭示的，德國人的維生素 D 嚴重不足。有些專家認為，每公升血漿維生素 D 的濃度在 50 納莫耳（Nanomole）是理想的狀況。如果把研究結果綜合起來，很多證據認為，理想的數量在每公升 75 納莫耳或更多。[4] 不管採用哪一項標準，我們德國人的維生素 D 值怎麼說都太低了。你可以從圖 11.1 看到，平均起來，連夏天都達不到低標！在我們德國（比較一下理想的情況）幾乎全面地維生素 D 不足，這麼說一點都不誇張。[5]

簡單地說，我們需要維生素 D，我說的「我們」是每一個人，當然有些人需要的比別人多一點。維生素 D 藥劑有兩種不同種類，D_2 和 D_3。最後證明 D_3（Cholecalciferol，膽鈣化醇）是比較有效的選擇。它也是我們皮膚形成的類型，也存在魚身上。

人們幾十年來已經知道，維生素 D 的主要功用在於將鈣質輸送進身體。因此維生素 D 對強健骨骼很重要，能防止兒童的骨頭

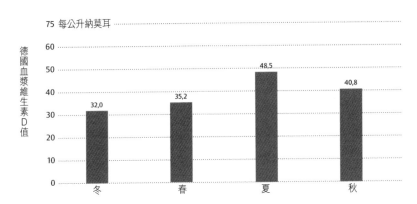

圖 11.1：維生素 D 值在德國，甚至連夏天都明顯低於理想值（每公升 75 納莫耳或更多）。[6]

變形，也就是俗稱的「佝僂病」。過去幾年人們發現，幾乎所有的器官都配備有維生素 D 的天線（受體）。所以維生素 D 的作用特別多樣，並且還沒有完全被探究出來。例如前不久才發現，維生素 D 能發揮預防感冒的功能。[7] 這可能可以解釋，為什麼我們特別在冬天，當血漿維生素 D 值達到最低點時常常感冒。順便一提，對 56 個可靠的科學實驗做的詳細評估顯示，維生素 D_3 藥劑也很適合用來預防過早的死亡。[8] 根據最新的分析，維生素 D_3 藥劑能降低 11% 的死亡風險！[9]

　　所以可以攝取 D_3。但是最好要攝取多少量才能達到上述的數值？這跟你個人的情況有關。做為指標可以說：每天 1000 到 2000 國際單位（IU）對大多數的成年人足夠了（1000 個國際單位相當 25 微克）。對成年人來說安全的最高劑量是每天 4000 個單位。你不可以超過這個量。[10]

如果你在夏天真的在陽光下待了很長時間，夏季的最後幾個月（8 月和 9 月）可能就完全不需要藥劑。身體裡已經累積了足夠的維生素 D。這種情形下，你可以在 10 月從 1000 個單位開始，到了冬季可以增加到 2000 個單位。然後當太陽在春季再度敲你的門時，又可以慢慢把劑量調降下來。我就是這麼做的。

對所有朝拜太陽的人說句話：不能把皮膚曬傷，應該在皮膚發紅前就從太陽下撤退。理想狀況是讓陽光盡可能均衡地「分布」在你身上，這表示：最好短時間（中午 20 分鐘）而且盡可能裸體在太陽下，而不是在強烈陽光下只烤曬臉部一小時。夏季時，我每天都會在臉上（包括耳朵！）和頸部塗上防曬係數至少 30 的乳液，單就理論上來說表示，人可以在陽光下停留大約 30 倍長的時間。大多數的時間我還戴一頂帽子。

我們當中有些人需要的維生素 D 比別人多：

- 許多年紀較大的人待在戶外時間較短，所以晚年維生素 D 不足特別嚴重。加上晚年皮膚合成維生素 D 的能力也較差。在這種情形下，推薦一整年都服用 2000 單位的維生素 D。
- 因為屬於脂溶性，所以除了別的地方外，身體特別會把維生素 D 儲存在脂肪細胞內。脂肪組織越豐富，就有越多的維生素被「吞沒」。所以體重超重（情況比較嚴重）的人，需要更多的維生素 D。
- 膚色越黑，需求就越多。
- 在大城市裡一般來說得到的陽光比較少。神經兮兮的都會人每天朝九晚五，需要比較多的維生素 D。（除此之外還有南北差異[11]：住在北德基爾或經常多雲的漢堡的人，比住在南德

康士坦茲（Konstanz）或是弗萊堡（Freiburg）的人需要多一
點維生素 D。）

給素食者和全素食者：維生素 B_{12}

維生素 B 群通常由植物形成，例外是維生素 B_{12}。這個特殊的
維生素是由細菌生產製造，而且幾乎完全不會出現在植物裡。[12] 這
表示，素食者以及特別是全素食者至少應該服用 B_{12}。推薦劑量：
每天 250 微克（mcg）維生素 B_{12}（Cyanocobalamin）。[13] 這也適用
懷孕和哺乳的全素食者，而且需要的程度更迫切，因為 B_{12} 不足會
導致胎兒嚴重的神經傷害。[14] 請你千萬別掉以輕心！ B_{12} 不足會將
素食／全素食的優點破壞殆盡。如果你也不吃魚，我會再推薦你
Omega-3 藥劑（也有全素的海藻油）。

新的認知指出，不同的維生素 B（B_1，B_2，B_3，B_5，B_6，B_7＝
生物素，B_9＝葉酸和 B_{12}）在極大程度上相互合作，就像一個管弦
樂團裡不同的樂器。如果你現在服用高劑量的特定維生素 B，例如
藥片形式的葉酸，可能會讓 B_{12} 不足的情況惡化。這個維生素 B 可
能會被另一個「遮蓋」，就好像太強勢的低音提琴把其他的樂器聲
音都覆蓋掉，因而破壞了交響曲的和諧。[15] 這還是推測，但是也可
能說明了不要服用單一的 B_{12}，最好服用把維生素 B 家族融合在一
起的藥丸，劑量配置適當的「維生素 B 群」。B 群是水溶性的，服
用過量只會帶來特別昂貴、富含維生素的尿液。

最後進入揣測的範圍，但是 B 群可以對每個人有好處。它雖然
不會（像維生素 D_3 一樣）降低死亡風險，但還是能減少 12% 的腦
溢血風險。[16]

　　也許 B 群可以攔阻老年常見的大腦慢性萎縮。在牛津大學的一項研究中,給年紀較長,抱怨記憶力衰退的測試者服用兩年高劑量的維生素 B 群。當控制組的大腦逐漸萎縮的時候,維生素 B 可以完全阻止測試組的大腦退化。[17] 然而不是在每個人身上。根據進一步的分析顯示,保護大腦的維生素 B 效果只適用於血液中 Omega-3 濃度高的測試者。[18] 這又再一次證明,第一,飲食含有豐富的 Omega-3 是正確的。第二,身體需要複雜的養分總匯,但是怎樣組合才理想,我們大部分還不清楚。只有一點是清楚的:均衡的組合只有透過均衡飲食才能獲得。

　　我每天服用 1000 到 2000 單位的維生素 D_3,冬天多些,夏天較少或是不吃。夏天曬太陽的時間比以前也多一些。我通常每星期吃一次魚,每天吃亞麻仁並經常吃核桃。如果有較長一段時間沒有吃魚(偶爾會發生),為安全起見每天服用兩顆 Omega-3 膠囊。身為酒和大腦愛好者,我也常常服用維生素 B 群。所有這些措施都在執行,直到新認知給予更好的資訊(我完全相信會有新的認知)。在這方面,我們應該密切觀察新的大型實驗結果(例如哈佛大學目前在一項大型實驗中測試單一的維生素 D_3 和 Omega-3 以及它們的組合效果,結果很受大家的期待)[19]。結論:我重視少數在服用的維生素丸,但整體來說更要重視實際多方面的養分。吃真正的食物。

第 12 章

最佳吃飯時間和
最有效的禁食方法

為什麼用餐時間長短和什麼時候吃什麼很重要

請觀察這兩隻可愛的動物：＿＿＿＿＿＿＿

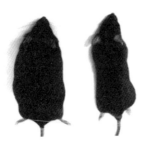

　　兩隻有相同基因系譜的老鼠。大小相同，年齡也一樣，現在請注意：這兩隻老鼠的一生都吃一樣的東西。不只是相同的飼料，還是相同的數量。這怎麼可能？為什麼左邊是胖老鼠，右邊是瘦老鼠？

　　請想像一下，這些老鼠是人。我們對他們一無所知。我們只看

到，一個胖子，一個瘦子。你的腦中會自動閃過什麼？第一個懷疑可能是，胖的人吃的比瘦的人多。再說一次：兩隻老鼠吃同一種飼料，而且吃的一樣多。

另外一提，這些老鼠是用一種老鼠速食餵肥的。所以左邊那隻老鼠身上有肥肉不太令人驚訝。但是右邊老鼠有令人矚目的好身材就比較需要解釋一下。牠為什麼這麼瘦？牠在速食之外，還額外得到乳酸菌或其他任何一種神奇物質，受奇妙的方式保護不會發胖？沒有。

因此基本上只剩下傳統的解釋：右邊的那隻老鼠一定做過嚴格的運動計畫，而左邊那隻就像沙發上的馬鈴薯過了一生。但這也不是實情。

真正的答案既簡單又讓人驚訝，並給我們指出一個有效對抗體重過重的策略：左邊的胖老鼠可以一天二十四小時吃垃圾食物，右邊的瘦老鼠只能在特定有限的時間吃到飼料，也就是晚上，從老鼠天性上來說活動力強的時候。確切地說，右邊的老鼠一整個晚上八個小時都可以吃飼料，其他十六個小時得禁食。

現在的老鼠很聰明，在這種情況下學得很快，在有飼料的「短」時間內把肚子填滿。結果是，牠們最後跟那些一直有飼料的老鼠吃的一樣多。儘管如此，牠們維持苗條。不僅如此，還令人訝異地很健康地老去，有鑒於牠們不是攝取模範飲食，結果更是值得關注。相反的，那些不斷可以偷吃的老鼠不僅明顯變胖，還得到營養過剩世界裡典型的老年疾病，如高血壓、脂肪肝、升高的發炎指數和胰島素阻抗。[1]

如果有些類似東西可以套用到我們人類身上，請你考慮一下，這個研究結果可能有多大的影響。（人們當然不單是靠著兩隻

老鼠，而是無數隻老鼠來確定。這些實驗是由加州聖地牙哥著名的索爾克生物研究所〔Salk Institute for Biological Studies〕的研究員執行，結果發表在高水準的專業期刊，如《細胞代謝》〔Cell Metabolism〕裡。）體重過重的標準解釋，如我們所知，是從能量平衡的原則出發。人如何變胖？當我們吃的比燃燒的多。我們吃太多，而且活動太少。這裡的原則是一個卡路里就是一個卡路里，不管我們**什麼時候吃**。每當我們看到體重過重的人，腦中第一個閃過的懷疑就適用這個解釋模式：這個人一定吃很多（或者他很懶）！

　　「能量平衡」聽起來像邏輯上無懈可擊的物理學，而且在一個基本層面上也是：能量在這個宇宙中不會平白無故消失。這也適用於我們攝入身體的能量。但是如果是跟複雜的生物有機體有關，例如一隻老鼠或是一個人，這個原則就力有不逮。

　　我們先考慮一下，卡路里是如何定義的。我們燃燒食物的樣本，而且是真真確確地燃燒，來確定食物中卡路里含量。例如拿一小塊胡蘿蔔為例，把它放進一個用純氧加壓過的鋼製容器裡。現在必須借用電極的幫助，某種程度上來說像小型閃電，點燃那塊胡蘿蔔。鋼製容器本身是在一個裝水的容器裡。人們測量水溫，水溫升得越高，食物樣品的能量就越高，它所含的「卡路里越高」。一千卡不是別的，就是把一公斤水加熱一攝氏度所需的能量。

　　到這裡都還好。就我所知，對大部分的鋼製容器來說，我們幾點餵它食物樣本都無所謂，一個卡路里對鋼製容器而言就真的一直是一個卡路里。對有機體而言，它們幾百萬年來適應了地球自轉形成的日夜規律，這個原則可能不適用。在有機體身上，關鍵可能不只是攝取的卡路里數量，還包括了攝取卡路里的時間。

　　在過去幾年間人們發現了這種情形的強度：我們的新陳代謝依

時間的不同，也有完全不同的運作。我不想藉此暗示身體可以讓物理的基本原理失效，它真的無法辦到。但是，視我們什麼時候，或是以什麼節奏，確切地說在哪個時間範圍內攝取卡路里，這些卡路里也會受到不同的待遇。例如在特定條件下，卡路里會先被轉換成熱能並燃燒掉，而不是被當成脂肪儲存起來。[2] 身體的生物作用並沒有因此違背物理學，只是增添了一層複雜性。我們就是（誰會想到）比鋼製容器要複雜一點……

　　身體的日夜節奏可以追蹤到細胞內部，一直到基因。一半以上的遺傳物質活動都受到日夜節奏規範。[3] 這表示，上千個基因會因為時間的不同而有或強或弱的活動力。在特定的器官內，如肝臟，會以這種方式在早上啟動無數的基因，又中止其他基因的活動。根據每天不同的時段，器官中不同的細胞按照不同的基因活動形成不同的蛋白質。我們可以說：視時間的不同，我們是不同的有機體，是另外一個人，像我這樣一個早上懶洋洋的人可以確定這樣的說法。

　　所有這些都是在理論上鑽牛角尖？不是，對實際生活造成的後果很可觀。你可以決定要胖還是要瘦。例如：如果給測試者完全一致的餐點，一次在早上，一次在晚上，身體的反應完全不同，就算用餐前的禁食時間完全一樣長。例如早上我們對胰島素的敏感度最強。所以早上用餐後血糖上升得最少。營養素，特別是碳水化合物，在早晨最容易被「處理掉」。而我們對血糖的控制會在一天中慢慢消滅。從血糖的觀點來看，晚餐在客觀上一樣多的飯量，我們卻好像吃了**兩倍**。誇張地說，我們在深夜都變成了暫時性的糖尿病患者。這個時候吃碳水化合物正好會成問題。[4]

　　所以什麼時候吃什麼會有很大的差別。在一個實驗中，人們將

體重過重的女性分成兩組。所有女性都必須遵循相同的飲食和相同（縮減的）卡路里數量，只有一個差別：第一組吃豐富的早餐和小份的晚餐。第二組剛好相反（簡約的早餐和豐富的晚餐）。結果：吃豐盛早餐的那組明顯地減輕了較多的體重。除此之外，她們在實驗結尾的血脂值比另外一組好更多。[5] 這不表示每個人一定要塞進怪獸分量的早餐，尤其有些人剛好早上不容易感覺餓。無論如何我們應該知道，一般來說，一天較早的時間攝取大部分的卡路里比晚一點有利。[6]

前面已經提過，不僅什麼時候吃**多少**很重要，還有什麼時候吃**什麼**。我們在一天當中可以成為一個小型糖尿病患，這件事很清楚地說明，最好應該在早上／中午攝取碳水化合物炸彈。因為早上對胰島素的敏感度提高，所以身體在這個時候可以相當快速處理氾濫的葡萄糖。接近晚上，同樣的碳水化合物數量只會造成身體更多的負擔。

一個原因是睡眠荷爾蒙褪黑激素，它的分泌同樣大範圍地遵循日夜節奏。白天的亮光會阻止褪黑激素形成。天色變暗，褪黑激素的濃度增加，我們就會感覺累。製造胰島素的胰臟細胞也配備有褪黑激素的接收分子（受體）：只要褪黑激素和這些天線連結，胰島素分泌就會受到抑制。[7] 胰臟就好像睡著了。結果是，晚上和夜裡調節血糖的功能受到限制。在深夜，當胰臟已經酣睡的時候，如果我們還大口吃下一座小山似的馬鈴薯，這時因為胰島素的分泌減弱，葡萄糖分子比平時在血液中循環更長的時間，風險是，葡萄糖分子會「黏在」我們身體內部。

從這個角度看來，攝取健康的碳水化合物，如全麥麵包、麥片、水果盤等等多安排在一天的上半段很理想。下午則可以攝取蛋

白質，如魚排加沙拉和蔬菜，接近晚上可多吃高脂肪的食物，如酪梨、堅果、橄欖油、乳酪等。[8]

　　比「精密協調」主要營養素更重要的也許是，把進食時間限制在一天的某個時段內。這裡要靠嘗試和自我實驗。我個人覺得早上 8 點到晚上 8 點的時段很適合。雖然天知道我不是服從紀律的高手，但是我覺得遵守這個時間一點也不困難。所以我大部分都在這個 12 個小時範圍內用餐，其餘的 12 個小時禁食。如果對自己較嚴格些，並且想甩掉身上堆積起來的肥肉，那我會把時間範圍縮短為早上 9 點到晚上 7 點。哪個時間範圍最理想，現在還不能說。老鼠實驗在某個程度上可以指出一個經驗法則：時間範圍越短，效果就越明顯。到頭來最重要的還是，找到一個適合你的生活，可以活得很好的節奏。你找到的節奏不該有放棄的味道！

　　如果你還沒有完全被說服去自己做實驗，那我們先來看一下在限定時間內吃飯對身體有什麼影響。為什麼這樣做對身體有療效？為什麼**不間斷**提供身體珍貴的能量和養分不是很理想？

效果 1：在限定時間內吃飯能穩定身體的日夜節奏

　　把吃飯時間限定在白天裡特定的幾個小時內有一個優點，我們可以用這種方式配合由天然光線規定的晝夜節奏。如前所述，我們身體的所有器官一直到遺傳物質也受晝夜節奏的影響。簡單說，我們的器官腸、肝臟、胰臟等等由於基因活動適應早上吃飯，它們在基因上期待吃一頓。

　　在一天中，基因活動模式會改變。我們的身體細胞進入另一個活動模式。身體細胞就像我們一樣，不能同時做所有的事。在夜

裡，細胞不會被養分轟炸，不用消化養分的時候，就是一個很好的
時機，例如可以進行清理工作。結塊或是其他有害的蛋白質結構和
故障的細胞體可以慢慢被分解。這個情形稍微可以拿來跟街上的慶
典活動做比喻，如果在慶典的時候就開始清掃，活動會受到打擾。
反之，若在夜裡，活動結束之後清理會比較好。身體的情況也類
似，如果我們允許身體這樣做。

　　如果我們在夜裡襲擊冰箱（我以前常這樣），為了偷吃幾口巧
克力冰淇淋，那細胞的清理工作就泡湯了。肝臟和其他好不容易想
要打個盹的器官的基因，會被這突如其來的卡路里「強行」搖醒，
讓它們處理這些卡路里。mTOR 開始活躍，特別是那些執行細胞內
清理和修理工作的基因會被噤聲。平常和諧的基因活動節奏會因為
夜襲冰箱的行為受到干擾。

　　相反的，一天裡堅持在限定時間範圍內用餐，可以穩定和強化
身體的晝夜規律，經證明也可以改善睡眠品質。[9] 年紀大的時候，
這種規律常常會變得無力，我們的睡眠會變得很淺，斷斷續續，得
對抗睡眠障礙。白天嚴格的用餐時段（而且沒有月光下的廚房尋奇
之旅）將會很有幫助。簡單說，如果光與暗的節奏跟吃飯和禁食能
和諧一致，那身體的運作就會很理想。[10]

效果 2：長禁食和短暫禁食

　　在時間範圍限制下用餐對身體有好處的第二個原因是不吃飯
的休息時間。我們人類曾經（至少刻板印象希望）滿足於每天傳統
的三餐。但是現在不一樣了，神經兮兮的都市人又吃正餐，又吃點
心，還不斷偷吃東西，一直到深夜。

因為我們不斷把大量營養和能量傾倒在細胞上，所以細胞（受到胰島素、與胰島素類似的成長因子 IGF-1 和 mTOR 的助長）一直處於成長模式中，粗略地換句話說，我們的細胞不斷在老化。如果一段時間不吃東西，胰島素和 IGF-1 的濃度就會下降，mTOR 也會安靜下來。細胞開始進行有利的自我清潔計畫，名為「自噬」。身體從成長模式轉換到維修模式。

我們每個夜裡都是以這種方式做短暫的禁食療程，在療程中，身體會得到維護和「總檢修」。（不久前發現，大腦也會在夜裡睡眠中執行清理工作。清理時，部分甚至那種被懷疑會造成阿茲海默症的蛋白質塊也會被沖出大腦！）[11] 英文字 breakfast 正好隱藏著這個想法：夜晚是短暫的禁食階段，早上再中斷禁食。

禁食目前很風行，在一個前所未有的營養過剩年代，這種流行不會太讓人訝異：放縱地吃才會讓自願禁食有吸引力。自願放棄能說明一些事，說明我們的性格、自我紀律。如今只要我們願意，就可以禁食。

整體來說，我覺得這個發展值得歡迎。然而我也認為，我們過度高估了對傳統禁食的想像，尤其是它對身體的影響。我所說的傳統禁食想像是，一年做一到兩次極端的飢餓療程，好幾天不吃或是幾乎不吃。療程結束後又一切照舊。

我並不是認為這樣的禁食療程沒有意義。我自己做過這樣的實驗，覺得對我大有裨益。禁食好幾天對我來說不是一件容易的事。飢腸轆轆地上床睡覺聽起來簡單，寫起來也很簡單，我就餓著肚子上床！然而當那一刻來臨，要做到真的困難得要命。好處是我確定早上能醒過來，而且一切還 OK。這是我嘗試禁食學到的最珍貴教訓，也就是一種經驗，你可以放棄一些你自認為無法放棄的東西。

　　讓禁食稍微輕鬆一點的技巧如下：在禁食**前**幾天就將飲食轉換成低碳高脂。因為身體一旦缺少碳水化合物，就會加強轉換成燃燒脂肪的模式。有趣的是，這跟禁食狀態有些雷同，禁食時我們也燃燒脂肪：身體在禁食時就像攝取了大量的低碳食物，碳水化合物的倉庫肝醣會很快被用盡。身體必須動用到儲存的脂肪。身體機構從現在開始會多由脂肪來推動，而不是葡萄糖。從細胞的角度來看，供給的脂肪是來自食物還是身體本身，可能差別不大。[12]

　　幾天不吃東西也會重新校正我們對食物的重視：當終於又可以吃飯的時候，一個簡單的草莓會引發味覺爆發。總體來說，禁食（像很多人所說的一樣）可以成為一個帶來靈感、擴張意識的體驗。如果我又來到只有垃圾食物的地方，禁食的記憶可以讓我堅強。好，那我什麼都不吃。我知道情況會怎樣，我知道行得通。暫時餓肚子不會有問題。

　　好幾世紀以來人們就已經猜想到，禁食也是無數疾病的良藥。過去幾年的科學研究也支持了這項古老的智慧。第二型糖尿病也許是最重要和記錄最紮實的例子。第二型糖尿病的一個問題是器官肥胖症，例如肝臟和肌肉，它們會因此對胰島素的訊息麻木，不能吸收血液中的葡萄糖。

　　本書一開頭提到，英國新堡大學的研究員讓一組體重過重的糖尿病患八個星期攝取大量的低碳飲食。每天補充營養溶液加上三份一目了然的蔬菜，另外鼓勵病患每天至少喝兩公升的水。這不是純粹的飲水禁食療法，但是總共攝取的能量侷限在每天 600 卡路里（一般的攝取量是 2000 卡路里或更多）。

　　這個療程的效果很驚人：只要一星期，病患們肝臟上累積的脂肪就已經減少了 30%，因為這樣，肝臟細胞又對胰島素有了反應，

空腹的血糖值也一下子恢復了正常，脂肪也從製造胰島素的胰臟裡慢慢消失。八個星期的節食後，病人的胰島素反應又符合了正常人的標準。（注意：考慮嘗試這個療法的人一定要在醫生監控下執行，特別是因為服用的藥物劑量要重新調整和適應。飢餓療法很有效率，糖尿病患需要的藥很有可能會變少，甚至完全不需要！）[13]

禁食能達到的類似效果也可以在高血壓[14]和風濕[15]上觀察到，效果都讓人印象深刻。但是也有極端的例子，畢竟一個嚴格的禁食療法「只是」起跑的槍聲，希望你能在療程之後調整飲食方式，善用一生。

最後，對身體健康最關鍵的不是我們一年做一兩次的事，而是每天做的事。例如拿運動來打比方。基本上，運動跟禁食同樣都是要達到能量赤字。更有甚者，運動也能像禁食一樣提高對胰島素的敏感度，並降低血壓。但是，沒有人會覺得一年做一次或兩次為期五天的超密集運動計畫很理想，或是對長期來說有助益。我們更相信應該**定期**做運動。這就是我說的，我們高估了對禁食的傳統想像。如果能成功地將「小規模」不吃飯的休息時間穿插在日常生活裡，例如在有限制的時間內吃飯，禁食才可能有效地發揮力量。每個晚上最晚到八點就不吃飯，我承認這不會讓人興奮。這不是超驗體驗。這種小規模禁食不是通往悟道的小徑，就像每天慢跑一圈在與馬拉松挑戰和精采時刻相比之下黯然失色。當然彼此並不抵觸。但是想要健康地變老，慢跑在我看來似乎更重要些。

在限定時間範圍內吃飯不是唯一將迷你禁食療法融入日常生活的方式。有些人比我更有紀律，他們認為，一星期中一整天或甚至兩天禁食或是明顯少吃一點會很有幫助。[16]這也許也是促進細胞自噬的有效方法。

有些人根本不該禁食，不能超過好幾天不吃。包括懷孕的女性和哺乳的媽媽以及想要懷孕的女性（女性禁食等於是向身體發出訊息，現在是食物短缺的時候。從自然的角度來看，不是生養後代的理想時機）。孩子應該成長而不是禁食。年老的人和體重過輕的人也不該禁食，特別是因為長時間的飢餓療法不僅會消減脂肪，也會消減珍貴的肌肉量。

相對的，用點（溫和的）時間限制可能對大多數人是好事，單單因為它可以輔助每個人自然的晝夜規律（嬰兒當然是例外）。對一些人來說，在規定的時間內吃飯本來就是理所當然，但對很多人而言，現在已不再是當然。在新的研究結果傳授更好的認知之前，我的估計是：「在限定時間內吃飯」是最簡單也是最有效的禁食方法。

結論

對於吃飯時機和禁食，到處充滿了偏見和一知半解。一個頑固的神話說，人們一定要吃早餐。有些人認為較長時間的禁食有害，有些人就視為奇蹟療法。如果冷靜地觀察，可以把認知總結如下：

- 早上起來肚子不餓的人，不用因為聽說早餐是一天中「最重要的一餐」而強迫自己把早餐塞進去。實際上，這是將自然的禁食階段再稍微延長一點的機會。整體來說，把攝取大部分卡路里的時間安排在一天的前半段對身體有利，無論如何不要在睡覺前。

- 我們在早上對胰島素的敏感度最高。身體在這個時候最能處理掉快速吸收的碳水化合物炸彈。身體在一天之中慢慢會有

胰島素阻抗，這表示：焗烤馬鈴薯和義大利麵最好安排在中午，而不是深夜。

- 把用餐時間侷限在一天的某個時段，例如從早上八點到晚上八點，（對體重過重和老年疾病）是有療效的。至於在這段時間內，少量多餐或是兩三次大餐似乎沒有影響，既不影響體重也不影響健康。[17]比較重要的是避免在晚上吃大餐，並且嚴格遵守夜裡不用餐。

- 為期數天的禁食對身體無害，反而會有效促進身體細胞的自我清潔（自噬）。特別在糖尿病和風濕上都證明有效 。

- 什麼是最有效的禁食形式？目前還沒有解答。如果拿禁食和其他有療效的「活動」（運動、健康飲食、睡眠、放鬆等等）相比，規律性可能是決定性因素：一年做一次徹底的禁食療程對身體造成的效果，可能就跟一年做為期一周的密集運動訓練效果一樣多或一樣少。定期做小規模禁食（堅持每晚，一星期中有一天二十四小時不吃東西等等）可能比較有效。

後記

12 個最重要的飲食建議

1. 吃真正的食物

　　第一個最重要的規則：盡量吃沒有加工過的食物。也就是說，所有直接從大自然來的食物。所有沒有成分清單的食物，甚至大部分沒有包裝的食物，除了豆莢類、堅果、種子和香草。所以包括任何蔬菜，任何水果。也包括適量的魚和肉。有些人稱它們為真正的食物，real food。通常你一進超市馬上可以在入口看到的，或者是在傳統市場陳售的食物。

　　有些食物經過處理但仍然健康。全麥產品如全麥麵包或是經過最少處理的麥片就是例子，還有優格和乳酪。橄欖油（冷壓初榨）、冷榨的菜籽油、茶和咖啡都屬於這類食物。只要不超過推薦的數量，我甚至想算上葡萄酒和啤酒。通常健康的加工食品都有上千年的傳統。

　　我們可以把這個規則用下面的行動來改寫：自己煮飯做菜。當然，自己用新鮮食材做好吃的菜需要時間（這些時間你可以用較長

且健康的壽命贏回來）。是的，把冷凍披薩送進烤箱簡單多了。但是另一方面，把一條新鮮的魚送進烤箱也沒有多麻煩。在這方面，我覺得現在許多超市提供各式各樣的現成沙拉非常方便，還有切好的蔬菜，雖然兩樣都不能保存太久。我最喜愛一道超級簡單的菜，準備時間最多 15 分鐘：一塊用迷迭香裝飾的煎鮭魚和混合沙拉加混合種子，搭配橄欖油醬汁。或者全麥麵包加酪梨（泥）當午餐，也可以在上面加上一顆水煮蛋。

如果你常常會遇到一些情況或是來到附近沒有真正食物的地方（會議、火車站等等），請不要扮演受害者的角色（「我也沒辦法！要不然我該吃什麼呢？我是這種情況下的受害者！」）。你要擺脫這種情況。在出發前，準備好一盒你最喜歡吃的水果、蔬菜，或是一個夾好配料的全麥麵包，帶上一顆蘋果和一袋堅果。或是幾個小時不吃。不要讓垃圾食物破壞了你珍貴的好胃口。對於好的、真正的食物，你不要讓步。

2. 把蔬菜當主餐

第二個重要規則：多吃植物性的食物，少吃動物性的食物。蔬菜不是配菜，肉類才應該是。基本上所有自然生長的植物和食用菇類都是你能吃到最健康的食物。不管怎麼吃，生吃，煮過或是蒸的，幾乎沒有植物會讓人有吃過多之虞（米飯和馬鈴薯例外）。

植物一旦經過高度**加工**，也很快就變成不健康的食物，極端例子當然是糖和白麵粉。薯條和洋芋片是植物性的垃圾食物。糖、白麵粉、薯條、洋芋片這些例子顯示，全素食也不一定就活得比較健康，雖然素食**可以**完全很健康。我所說的植物，通常是指那些還看

得出來是植物的東西。

3. 吃魚比吃肉好

關於肉，我們能排出一個很清楚的順序：高脂肪的魚和海鮮最健康（油炸的「類似魚的東西」不算）。之後是白肉如雞肉和火雞肉，特別是來自那些活得很健康的動物（單單因為這個因素，我不買來自大型飼養場的肉類）。如果你喜愛牛和豬的紅肉，只要偶爾食用，並且是沒有加工過的形式。不要吃香腸！不要吃熱狗！我個人粗略的經驗法則：一星期吃一到兩次魚，一個月吃一到兩次白肉，和一年吃幾次草飼牛的牛排、野味，或是來自鄉下的烤肉。優先選擇的「蛋白質替代來源」：豆莢類如小扁豆、豆類和雪蓮子（以及布格麥、堅果、亞麻仁和奇亞籽與小麥胚芽）。

4. 優格好，乳酪也沒問題，牛奶馬馬虎虎

奶製品的關鍵問題不是低脂還是全脂，而是**有沒有發酵**。有瘦身效果的優格特別值得推薦（替代品是克菲爾）。乳酪沒問題，同一個家族的凝乳也一樣。按照我的判斷，牛奶對成年人來說比較不利，小心起見，你一天最多只能喝一到兩杯（我自己只在咖啡裡加一點牛奶）。優格也很適合搭配其他健康美味的食品。我每天吃一碗優格加藍莓或草莓。喜歡的人還可以試著加上小麥胚芽、亞麻仁／奇亞籽、堅果或燕麥粒。最後撒上一些黑巧克力片……

5. 減少用糖，避免工業反式脂肪

　　減少用糖量不是極盡所能地避免，玻璃罐醃製的紫色包心菜或是紅菜頭或是麥片都有**添加一點糖**，這些都還是很好的選擇（視你其他的食用選項而定）。有一些食物，例如小麥胚芽天然就含有一點糖分，但是除此之外，小麥胚芽還滿滿包含了珍貴物質（植物性蛋白、膳食纖維、維生素 E、葉酸、Omega-3 脂肪酸、亞精胺……），我每天都要吃滿滿的一匙。請避免工業製的點心如洋芋片、餅乾，和所有在麵包店裡被蜜蜂和黃蜂嗡嗡環繞的點心。

6. 不要害怕脂肪！

　　脂肪本身不會讓人肥胖。諷刺的是，在體重過重的情況下（關鍵字：胰島素阻抗），健康的脂肪反倒會成為我們的朋友。特別值得推薦的是單元和多元不飽和脂肪酸，翻譯成食物的名稱就是：享用任何種類的堅果，特別是你覺得最好吃的那種（經驗法則：每天兩把，我個人差不多每兩餐會吃一次堅果，當然兩餐中間也吃，其實是一直吃）。請吃高脂肪的魚，如鮭魚和鯡魚，以及到現在已經多次提到的亞麻仁和奇亞籽，但是也可以吃葵花籽和其他核仁。其他優良的脂肪來源是酪梨、橄欖油和菜籽油。乳酪也是，如前所述值得推薦。奶油只要適量也沒問題。

7. 瘦身建議 1：低碳不是「時尚飲食」，而是體重過重時值得一試的飲食法

　　平均來說，低碳飲食證明是相當有效的飲食法。視每個人的身體狀況而定，所以必須靠自我實驗。特別是在有胰島素阻抗的時候（這常常也是體重過重的結果），你應該放棄能快速被吸收的碳水化合物炸彈如白麵包、米飯和馬鈴薯（當然也不能吃糖，還有果汁，但是不用放棄整顆水果和「慢吸收的碳水化合物」，例如有益的豆莢類）。重要的是：低碳飲食不是阿特金斯飲食！我在第 5 章後面簡單描述了健康的低碳飲食成分。想要控制體重的人最好實驗這個飲食法最少兩三個星期，看看自己身體的反應。

8. 瘦身建議 2：利用蛋白質效應

　　關於飽足感，一個卡路里不是一直都是一個卡路里。蛋白質明顯比脂肪和碳水化合物更能帶來飽足感。如果想要減肥，試著在飲食中夾帶更多的蛋白質，例如優格、凝乳（它們含有很多蛋白質）、魚和海鮮、堅果、種子，特別是所有的豆莢類（許多不同的豆類、豌豆、雪蓮子、小扁豆）。適量的蛋，經驗法則：平均一天最多一顆蛋。

9. 瘦身建議 3：在限定的時間內飲食

　　保持身材苗條的一個簡單方法可能是在限定的時間範圍內進食，例如從早上八點到晚上八點（「八八原則」）。在某個程度上有

可能：限定的時段越短效果越佳。不要在夜裡偷襲冰箱！你一大早還不覺得餓？很好，傾聽身體的聲音，放棄早餐，如此一來可以稍微延長夜裡禁食的階段。然而在一天的前半段攝取大部分的卡路里對身體有好處（而不是只在晚上吃一頓魔鬼大餐）。我雖然常常享用豐富的晚餐，但是在上床前至少兩個小時，通常在那之前三到四小時就不再吃東西了。一杯不含卡路里的水當然不成問題。

10. 瘦身建議 4：用 Omega-3 舒緩大腦發炎

體重過重可能會引起大腦中喚起飽足感的區塊（下視丘）發炎。就好像大腦「感冒了」，下視丘無法「嗅到」身體傳來的飽足訊息。結果是：對，正是因為我們過重，所以感到飢餓。Omega-3脂肪酸能抑制發炎，所以也可以在體重過重時幫上忙。「腦傷風」得以紓解，大腦的飽足中心又再度對飽足訊息有反應，飢餓感降低。優質的 Omega-3 來源有：核桃、奇亞籽和亞麻仁、菜籽油，特別是高脂肪的魚類。其他選項可當作次要選擇：Omega-3 膠囊（魚油、磷蝦油、海藻油）。

11. 不要服用維生素丸！

當然這也不是教條。最重要的例外：維生素 D_3（每天 1000到 2000 國際單位）。也許還可以加上 Omega-3 和 B 群。對於素食者，特別是全素食者，請至少服用 B_{12} 藥劑。

我們在德國並沒有普遍維生素不足的情形，如果飲食習慣不好，當然也可能出現個例。除了維生素 D 以外，維生素 B 葉酸也

是例外，平均起來我們吃得太少，如果多吃一點會有好處 [1]（經常飲酒時特別要多服用）。最健康的葉酸來源有：球芽甘藍、蘿蔓萵苣（也稱為長葉萵苣，很可口）、煮過的菠菜、蘆筍、豆莢類、小麥胚芽、青花菜、酪梨和柳橙。

關於鹽：請節省用鹽，[2] 選用含碘的鹽。請加些香草做實驗，如迷迭香、百里香、歐芹，或是較有異國風味的「香料」，如肉桂、薑黃等等。只要撒一點檸檬汁就能提升食物的香味！

12. 好好吃飯！

許多人認為：你講的一切都有道理，但是吃的樂趣在哪裡？親愛的卡斯特先生，如果一切都只為了健康不是很可悲嗎？這整個「飲食崇拜」要做什麼用？如果你提出這麼私人的問題，我也只能給你我個人的回答，我可以很老實地說：先不提我再次感到自己很健康，沒有心臟問題我有多舒服（完全無法用言語表達，單單這件事就讓我快樂），我現在比以前更能享受食物。我不是很愛吃洋芋片和薯條嗎？對，那是曾經。現在所有的垃圾食物對我完全沒有吸引力（除了我外婆做的饅頭，那讓人難以抗拒）。每個人都要在享受和健康之間找到自己的路。我認為，兩者不會互相排斥。我這裡保證不會。我也不覺得自己是某種崇拜下的犧牲者。我不信教條。我覺得採取新的飲食方式不是放棄，而且極少是割捨放棄，相反的，我的飲食變豐富了。它單純、簡單，而且常常就是好吃。

祝你吃得開心！

你的巴斯・卡斯特

參考書目

Ables et al. (2016): *Annals of the New York Academy of Sciences*, 1363, P. 68-79

Aeberli et al. (2011): *American Journal of Clinical Nutrition*, 94,P. 479-485

Aeberli et al. (2013): *Diabetes Care*, 36, P. 150-156

Ahmed et al. (2013): *Current Opinion in Clinical Nutrition and Metabolic Care*, 16, P. 434-439

Alhassan et al. (2008): *International Journal of Obesity*, 32, P. 985-991

Ali et al. (2011): *Food & Nutrition Research*, 55, P. 5572

van Aller et al. (2011): *Biochemical and Biophysical Research Communications*, 406, P. 194-199

Ames (2005): *EMBO Reports*, 6, P. 20-24

Andersen et al. (2012): *Journal of Gerontology: Biological Sciences*,

67A(4), P. 395-405

Anderson et al. (2016): *Journal of the American Heart Association*, 5, e003815

Appel & Van Horn (2013): *NEJM*, 368, P. 1353-1354

Atkins (1999): *Die neue Atkins-Diät*. Goldmann

Atkinson et al. (2008): *Diabetes Care*, 31, P. 2281-2283

Aune et al. (2016): *British Medical Journal*, 353, i2716

Bagnardi et al. (2008): *Journal of Epidemiology and Community Health*, 62, P. 615-619

Bagnardi et al. (2014): *British Journal of Cancer*, 112, P. 580-593

Bao et al. (2009): *Journal of Clinical Nutrition*, 90, P. 986-992

de Batlle et al. (2015): *Journal of the National Cancer Institute*, 107, dju367

Bayless et al. (2017): *Current Gastroenterology Reports*, 19, P. 23

Beauchamp et al. (2005): *Nature*, 437, P. 45

Belin et al. (2011): *Circulation Heart Failure*, 4, P. 404-413

Beliveau & Gingras (2007): *Krebszellen mögen keine Himbeeren*. Kosel

Bell et al. (2014): *American Journal of Epidemiology*, 179, P. 710-720

Bell et al. (2017): *British Medical Journal*, 356, j909

Bellavia et al. (2014): *Annals of Epidemiology*, 24, P. 291-296

Bellavia et al. (2017): *Journal of Internal Medicine*, 281, P. 86-95

Bender et al. (2014): *Obesity Review*, 15, P. 657-665

Bettuzzi et al. (2006): *Cancer Research*, 66, P. 1234-1240

Bjelakovic et al. (2014): *Cochrane Database of Systematic Reviews*, online 10. Januar

Blagosklonny (2009): *Cell Cycle*, 8, P. 4055-4059

Blundell et al. (2015): *Obesity Reviews*, 16, P. 67-76

Brand-Miller et al. (2009): *American Journal of Clinical Nutrition*, 89, P. 97-105

Brand-Miller et al. (2010): *The Low GI Handbook*. Da Capo Press

Bredesen (2014): *Aging*, 6, P. 707-717

Bredesen (2017): *The End of Alzheimer's*. Vermilion

Bredesen et al. (2016): *Aging*, 8, P. 1-9

Brien et al. (2011): *British Medical Journal*, 342, d636

Buettner (2015): *The Blue Zones Solution*. National Geographic Society

Burr et al. (1989): *Lancet*, 334, P. 757-761

de Cabo et al. (2014): *Cell*, 157, P. 1515-1526

Calder (2015): *Journal of Parenteral and Enteral Nutrition*, 39, P. 18S-32S

Calder (2016): *Annals of Nutrition & Metabolism*, 69, P. 8-21

Cantley (2014): *BMC Biology*, 12, P. 8

Cao et al. (2015): *British Medical Journal*, 351, h4238

Cardoso et al. (2016): *Nutrition Research Reviews*, 29, P. 281-294

Carey et al. (2015): *Plos One*, 10, e0131608

Casal et al. (2010): *Food and Chemical Toxicology*, 48, P. 2972-2979

di Castelnuovo et al. (2006): *Archives of Internal Medicine*, 166, P. 2437-2445

Catenacci & Wyatt (2007): *Nature Clinical Practice Endocrinology & Metabolism*, 3, P. 518-529

Caudwell et al. (2009): *Public Health Nutrition*, 12, P. 1663-1666

Cavuoto & Fenech (2012): *Cancer Treatment Reviews*, 38, P. 726-736

Chaix et al. (2014): *Cell Metabolism*, 20, P. 991-1005

Chen et al. (2014): *British Journal of Cancer*, 110, P. 2327-2338

Chen et al. (2016): *Scientific Reports*, 6, P. 28165

Chhetry et al. (2016): *Journal of Psychiatric Research*, 75, P. 65-74

Chin et al. (2016): *Obesity Reviews*, 17, P. 1226-1244

Chowdhury et al. (2014): *British Medical Journal*, 348, g1903

Chuengsamarn et al. (2012): *Diabetes Care*, 35, P. 2121-2127

Cintra et al. (2012): *Plos One*, 7, e30571

Cladis et al. (2014): *Lipids*, 49, P. 1005-1018

Clifton et al. (2014): *Nutrition, Metabolism & Cardiovascular Diseases*, 24, P. 224-235

Costanzo et al. (2011): *European Journal of Epidemiology*, 26, P. 833-850

Costello et al. (2016): *Journal of the Academy of Nutrition and*

Dietetics, online 8. September

Couzin-Frankel (2014): *Science*, 343, P. 1068

Daley et al. (2010): *Nutrition Journal*, 9, P. 10

Dansinger et al. (2005): *JAMA*, 293, P. 43-53

Darmadi-Blackberry et al. (2004): *Asia Pacific Journal of Clinical Nutrition*, 13, P. 217-220

Davis (2013): *Weizenwampe*. Goldmann

Dehghan et al. (2017): *Lancet*, online 29. August

Dennison et al. (2017): *Nature Reviews Rheumatology*, 13, P. 340-347

Desai et al. (2016): *Cell*, 167, P. 1339-1353

DeShazo et al. (2013): *American Journal of Medicine*, 126, P. 1018-1019

Douaud et al. (2013): *PNAS*, 110, P. 9523-9528

Due et al. (2004): *International Journal of Obesity*, 28, P. 1283-1290

Eenfeldt (2013): *Echt fett*. Ennsthaler Verlag Steyr

Eisenberg et al. (2009): *Nature Cell Biology*, 11, P. 1305-1314

Eisenberg et al. (2016): *Nature Medicine*, online 14. November

Esatbeyoglu et al. (2016): *Journal of Agricultural and Food Chemistry*, 64, P. 2105-2111

Escarpa & Gonzalez (1998): *Journal of Chromatography A*, 823, P. 331-337

Esposito et al. (2009): *Annals of Internal Medicine*, 151, P. 306-314

Esselstyn (2001): *Preventive Cardiology*, 4, P. 171-177

Esselstyn (2015): *Essen gegen Herzinfarkt*. Trias Verlag

Esselstyn et al. (2014): *Journal of Family Practice*, 63, P. 356-364

Estruch et al. (2013): *NEJM*, 368, P. 1279-1290

Eyres et al. (2016): *Nutrition Reviews*, 74, P. 267-280

Fardet (2010): *Nutrition Research Reviews*, 23, P. 65-134

Fardet (2015): *Food & Function*, 6, P. 363-382

Fardet & Boirie (2013): *Nutrition Reviews*, 71, P. 643-656

Fardet & Boirie (2014): *Nutrition Reviews*, 72, P. 741-762

Farin et al. (2006): *American Journal of Clinical Nutrition*, 83, P. 47-
    51

Fetissov (2017): *Nature Reviews Endocrinology*, 13, P. 11-25

Finkel (2015): *Nature Medicine*, 21, P. 1416-1423

Folkman & Kalluri (2004): *Nature*, 427, P. 787

Fontana et al. (2010): *Science*, 328, P. 321-326

Fontana & Partridge (2015): *Cell*, 161, P. 106-118

Fraser & Shavlik (2001): *Archives of Internal Medicine*, 161, P. 1645-
    1652

Freedman et al. (2012): *NEJM*, 366, P. 1891-1904

Fries (1980): *NEJM*, 303, P. 130-135

Fries et al. (2011): *Journal of Aging Research*, online 23. August

Fry et al. (2011): *Skeletal Muscle*, 1, P. 11

Gardner (2012): *International Journal of Obesity Supplements*, 2, P. S11-S15

Gardner et al. (2007): *JAMA*, 297, P. 969-977

Gea et al. (2014): *British Journal of Nutrition*, 111, P. 1871-1880

Gepner et al. (2015): *Annals of Internal Medicine*, 163, P. 569-579

Ghorbani et al. (2014): *International Journal of Endocrinology and Metabolism*, 12, P. e18081

Gil & Gil (2015): *British Journal of Nutrition*, 113, P. S58-S67

Gill & Panda (2015): *Cell Metabolism*, 22, P. 789-798

Giuseppe et al. (2014a): *Arthritis Research & Therapy*, 16, P. 446

Giuseppe et al. (2014b): *Annals of the Rheumatic Diseases*, 73, P. 1949-1953

del Gobbo et al. (2016): *JAMA Internal Medicine*, 176, P. 1155-1166

de Goede et al. (2015): *Nutrition Reviews*, 73, P. 259-275

Goldhamer et al. (2002): *Journal of Alternative and Complementary Medicine*, 8, P. 643-650

Goletzke et al. (2016): *European Journal of Clinical Nutrition*, online 2. Marz

Gosby et al. (2011): *Plos One*, 6, e25929

Gosby et al. (2014): *Obesity Reviews*, 15, P. 183-191

Grassi et al. (2005): *American Journal of Clinical Nutrition*, 81, P.

611-614

Grassi et al. (2008): *Journal of Nutrition*, 138, P. 1671-1676

Graudal et al. (2014): *American Journal of Hypertension*, 27, P. 1129-1137

Green et al. (2017): *Nature Reviews Disease Primers*, 3, P. 17040

Greger (2015): *How Not to Die.* Flatiron

Grosso et al. (2015): *Critical Reviews in Food Science and Nutrition*, online 3. November

Grosso et al. (2017): *Annual Review of Nutrition*, 37, P. 131-156

Gu et al. (2015): *Neurology*, 85, P. 1-8

Guasch-Ferre et al. (2017): *Journal of the American College of Cardiology*, 70, P. 2519-2532

Guimaraes et al. (2015): *Food Science & Nutrition*, 4, P. 398-408

Gunter et al. (2017): *Annals of Internal Medicine*, online 11. Juli

Guo et al. (2017): *European Journal of Epidemiology*, 32, P. 269-287

Guo et al. (2017): *Medicine*, 96, e6426

Hadjivassiliou et al. (2014): *Handbook of Clinical Neurology*, 120, P. 607-619

Halsted et al. (2002): *Journal of Nutrition*, 132, P. 2367S-2372S

Han et al. (2007): *Metabolism Clinical and Experimental*, 56, P. 985-991

Harrison et al. (2009): *Nature*, 460, P. 392-395

Harrison et al. (2017): *Cancer Causes & Control*, 28, P. 497-528

Hatori et al. (2012): *Cell Metabolism*, 15, P. 848-860

Henriques et al. (2014): *British Journal of Nutrition*, 112, P. 964-975

Hermsdorff et al. (2011): *European Journal of Nutrition*, 50, P. 61-69

Hibbeln (2002): *Journal of Affective Disorders*, 69, P. 15-29

Hjorth et al. (2017): *American Journal of Clinical Nutrition*, online 5. Juli

Hoffman & Gerber (2014): *British Journal of Nutrition*, 112, P. 1882-1895

Hojsak et al. (2015): *Journal of Pediatric Gastroenterology and Nutrition*, 60, P. 142-145

Holick (2017): *Reviews in Endocrine and Metabolic Disorders*, 18, P. 153-165

Holick et al. (2011): *Journal of Clinical Endocrinology & Metabolism*, 96, P. 1911-1930

Hollander et al. (2015): *American Journal of Clinical Nutrition*, 102, P. 556-572

Holst et al. (2017): *Diabetologia*, online 27. Juli

Hosios et al. (2016): *Developmental Cell*, 36, P. 540-549

Howitz & Sinclair (2008): *Cell*, 133, P. 387-391

Huang et al. (2012): *Clinical Nutrition*, 31, P. 448-454

Hutchison et al. (2017): *Nutrients*, 9, P. 222

Jacka et al. (2017): *BMC Medicine*, 15, P. 23

Jacques & Wang (2014): *American Journal of Clinical Nutrition*, 99, P. 1229-1234

Jais & Bruning (2017): *Journal of Clinical Investigation*, 127, P. 24-32

Jakubowicz et al. (2013): *Obesity*, 21, P. 2504-2512

Jenkins et al. (2012): *Archives of Internal Medicine*, 172, P. 1653-1660

Jerneren et al. (2015): *American Journal of Clinical Nutrition*, P. 215-221

Ji et al. (2014): *British Journal of Cancer*, 112, P. 149-152

Johnson et al. (2013): *Nature*, 493, P. 338-345

Johnsen et al. (2015): *British Journal of Nutrition*, 114, P. 608-623

Johnson (2015): *Der Fettschalter. Fettleibigkeit neu denken, verstehen und bekämpfen.* Hachinger

Johnston et al. (2014): *JAMA*, 312, P. 923-933

Joven et al. (2014): *Critical Reviews in Food Science and Nutrition*, 54, P. 985-1001

Juanola-Falgarona et al. (2014): *Journal of Nutrition*, 144, P. 743-750

Kahleova et al. (2017): *Journal of Nutrition*, online 12. Juli

Kamiloglu et al. (2014): *Journal of the Science of Food and Agriculture*, 94, P. 2225-2233

Kanarek & Ho (1984): *Physiology & Behavior*, 32, P. 639-645

Kaplan et al. (2017): *Lancet*, online 17. Marz

Karagas et al. (2016): *JAMA Pediatrics*, 170, P. 609-616

Kavanagh et al. (2007): *Obesity*, 15, P. 1675-1684

Kennedy (2016): *Nutrients*, 8, P. 68

Kennedy & Lamming (2016): *Cell Metabolism*, 23, P. 990-1003

Kessler et al. (2017): *Scientific Reports*, 7, P. 44170

Khanfar et al. (2015): *Phytotherapy Research*, 29, P. 1776-1782

Kim et al. (2016): *American Journal of Clinical Nutrition*, 103, P. 1213-1223

Knott et al. (2015): *British Journal of Medicine*, 350, h384

Knowler et al. (2002): *NEJM*, 346, P. 393-403

Koh et al. (2016): *Cell*, 165, P. 1332-1345

Konner & Eaton (2010): *Nutrition in Clinical Practice*, 25, P. 594-602

Kristensen et al. (2016): *Food & Nutrition Research*, 60, P. 32634

Laakso & Kuusisto (2014): *Nature Reviews Endocrinology*, 10, P. 293-302

Lagiou et al. (2012): *British Medical Journal*, 344, e4026

Laplante & Sabatini (2012): *Cell*, 149, P. 274-293

Larsson & Orsini (2013): *American Journal of Epidemiology*, 179, P. 282-289

Latreille et al. (2012): *Plos One*, 7, e44490

Lebwohl et al. (2015): *British Medical Journal*, 351, h4347

Lee et al. (2008): *PNAS*, 105, P. 2498-2503

Lee et al. (2015a): *Journal of Microbiology and Biotechnology*, 25, P. 2160-2168

Lee et al. (2015b): *European Journal of Clinical Nutrition*, 69, P. 1048-1052

Leidy et al. (2015): *American Journal of Clinical Nutrition*, 101, P. 1320S-1329S

Lesser et al. (2007): *Plos Medicine*, 4, e5

Leung et al. (2014): *American Journal of Public Health*, 104, P. 2425-2431

Levine et al. (2014): *Cell Metabolism*, 19, P. 407-417

Levkovich et al. (2013): *Plos One*, 8, e53867

Li et al. (2012): *Heart*, 98, P. 920-925

Lim et al. (2011): *Diabetologia*, 54, P. 2506-2514

Liu et al. (2013): *American Journal of Clinical Nutrition*, 98, P. 340-348

Longo & Panda (2016): *Cell Metabolism*, 23, P. 1048-1059

de Lorgeril et al. (1994): *Lancet*, 343, P. 1454-1459

Luciano et al. (2017): *Neurology*, 88, P. 449-455

Lustig (2016): *Die bittere Wahrheit über Zucker*. Riva

Lyssiotis & Cantley (2013): *Nature*, 502, P. 181-182

Maddocks et al. (2017): *Nature*, 544, P. 372-376

Madeo et al. (2015): *Journal of Clinical Investigation*, 125, P. 85-93

Maersk et al. (2012): *American Journal of Clinical Nutrition*, 95, P. 283-289

Makarova et al. (2015): *Journal of the Science of Food and Agriculture*, 95, P. 560-568

Malik et al. (2016): *American Journal of Epidemiology,* 183, P. 715-728

Mansoor et al. (2015): *British Journal of Nutrition*, 115, P. 466-479

Marckmann et al. (2015): *Journal of Renal Nutrition*, 25, P. 1-5

Maresz (2015): *Integrative Medicine*, 14, P. 34-38

Markhus et al. (2013): *Plos One*, 8, e7617

Martineau et al. (2017): *British Medical Journal*, 356, i6583

Martinez et al. (2014): *Nature Reviews Endocrinology*, 10, P. 749-760

Martinez-Gonzalez et al. (2015): *Progress in Cardiovascular Diseases*, 58, P. 50-60

Martinez Steele et al. (2017): *Public Health Nutrition*, online 16. Oktober

McAfee et al. (2011): *British Journal of Nutrition*, 105, P. 80-89

McCann & Ames (2009): *American Journal of Clinical Nutrition*, 90, P. 889-907

McCarty et al. (2009): *Medical Hypothesis*, 72, P. 125-128

McClain et al. (2013): *Diabetes, Obesity and Metabolism*, 15, P. 87-

90

McDaniel et al. (2011): *Epilepsia*, 52, e7-e11

McGill et al. (2013): *Annals of Medicine*, 45, P. 467-473

McIsaac et al. (2016): *Annals of the New York Academy of Sciences*, 1363, P. 155-170

Melkani & Panda (2017): *Journal of Physiology*, 595, P. 3691-3700

Melnik (2015): *International Journal of Molecular Sciences*, 16, P. 17048-17087

Menendez et al. (2013): *Cell Cycle*, 12, P. 555-578

Messamore et al. (2017): *Progress in Lipid Research*, 66, P. 1-13

Metschnikoff (1908): *Beiträge zu einer optimistischen Weltauffassung.* Lehmanns

Michaelsson et al. (2014): *British Medical Journal*, 349, g6015

Michaelsson et al. (2017): *American Journal of Epidemiology*, 185, P. 345-361

Michas et al. (2014): *Atherosclerosis*, 234, P. 320-328

Mollard et al. (2012): *British Journal of Nutrition*, 108, P. S111-S122

Morris et al. (2016): *JAMA*, 315, P. 489-497

Mosley & Spencer (2014): *The Fast Diet.* Goldmann

Mozaffarian (2016): *Circulation*, 133, P. 187-225

Mozaffarian & Rimm (2006): *JAMA*, 296, P. 1885-1899

Mozaffarian et al. (2011): *NEJM*, 364, P. 2392-2404

Mozaffarian et al. (2014): *Public Health Nutrition*, 16, P. 2255-2264

Muller et al. (2001): *Scandinavian Journal of Rheumatology*, 30, P. 1-10

Muraki et al. (2013): *British Medical Journal*, 347, P. f5001

Muraki et al. (2016): *Diabetes Care*, 39, P. 376-384

Nagao & Yanagita (2010): *Pharmacological Research*, 61, P. 208-212

Nagata et al. (2017): *American Journal of Clinical Nutrition*, 105, P. 426-431

Niu et al. (2004): *Journal of Biological Chemistry*, 279, P. 31098-31104

O' Donnell et al. (2014): *NEJM*, 371, P. 612-623

Oh et al. (2010): *Cell*, 142, P. 687-698

Orlich et al. (2013): *JAMA Internal Medicine*, 173, P. 1230-1238

Orlich & Fraser (2014): *American Journal of Clinical Nutrition*, 100, P. 353S-358S

Ornish et al. (1990): *Lancet*, 336, P. 129-133

Ornish et al. (1998): *JAMA*, 280, P. 2001-2007

Osborn & Olefsky (2012): *Nature Medicine*, 18, P. 363-374

Othmann et al. (2011): *Nutrition Reviews*, 69, P. 299-309

Parra et al. (2007): *European Journal of Nutrition*, 46, P. 460-467

Parrella et al. (2013): *Aging Cell*, 12, P. 257-268

Peou et al. (2016): *Journal of Clinical Lipidology*, 10, P. 161-171

Perlmutter (2014): *Dumm wie Brot*. Mosaik

Persson et al. (2003): *Food and Chemical Toxicology*, 41, P. 1587-1597

Pietrocola et al. (2014): *Cell Cycle*, 13, P. 1987-1994

Pollak (2012): *Nature Reviews Cancer*, 12, P. 159-169

Pollan (2011): *64 Grundregeln Essen*. Goldmann

Pottala et al. (2014): *Neurology*, 82, P. 435-442

Poutahidis et al. (2013): *Plos One*, 8, P. e68596

Poutahidis et al. (2014): *Plos One*, 9, P. e84877

Pucciarelli et al. (2012): *Rejuvenation Research*, 15, P. 590-595

Qi et al. (2013): *Diabetes Care*, 36, P. 3442-3447

Rabenberg et al. (2015): *BMC Public Health*, 15, P. 641

Raji et al. (2014): *American Journal of Preventive Medicine*, 4, P. 444-451

Ramsden & Domenichiello (2017): *Lancet*, online 29. August

Ranasinghe et al. (2012): *Diabetic Medicine*, 29, P. 1480-1492

Reaven (2005): *Annual Review of Nutrition*, 25, P. 391-406

Reaven (2012): *Arteriosclerosis, Thrombosis, and Vascular Biology*, 32, P. 1754-1759

Rebello et al. (2014): *Nutrition Journal*, 13, P. 49

van de Rest et al. (2016): *Neurology*, 86, P. 1-8

Richard et al. (2017): *Journal of Alzheimer's Disease*, 59, P. 803-814

Richardson et al. (2015): *Experimental Gerontology*, 68, P. 51-58

Richter et al. (2014): *Journal of Photochemistry and Photobiology B: Biology*, 140, P. 120-129

Richter et al. (2015): *Advances in Nutrition*, 6, P. 712-728

Riera & Dillin (2015): *Nature Medicine*, 21, P. 1400-1405

Rigacci et al. (2015): *Oncotarget*, 6, P. 35344-35357

Rizzo et al. (2016): *Nutrients*, 8, P. 767

Roerecke & Rehm (2014): *BMC Medicine*, 12, P. 182

Rosa et al. (2017): *Nutrition Research Reviews*, 30, P. 82-96

Ross & Bras (1974): *Nature*, 250, P. 263-265

Ryan & Seeley (2013): *Science*, 339, P. 918-919

Samuel & Shulman (2016): *Journal of Clinical Investigation*, 126, P. 12-22

Sanchez et al. (2013): *British Journal of Nutrition*, 111, P. 1507-1519

Santangelo et al. (2016): *Journal of Endocrinological Investigation*, 39, P. 1295-1301

Santesso et al. (2012): *European Journal of Clinical Nutrition*, 66, P. 780-788

Santiago et al. (2016): *Nutrition, Metabolism & Cardiovascular Diseases*, 26, P. 468-475

Saslow et al. (2014): *Plos One*, 9, P. e91027

Saxton & Sabatini (2017): *Cell*, 168, P. 960-976

Schenk et al. (2008): *Journal of Clinical Investigation*, 118, P. 2992-3002

Schmaal et al. (2016): *Molecular Psychiatry*, 21, P. 806-812

Schroder et al. (2014): *JAMA Internal Medicine*, 174, P. 1690-1692

Schulze et al. (2014): *Molecular Nutrition & Food Research*, 58, P. 1795-1808

Schwingshackl et al. (2017): *Advances in Nutrition*, 8, P. 27-39

Schwingshackl et al. (2017): *Nutrition & Diabetes*, 7, P. e262

Senftleber et al. (2017): *Nutrients*, 9, P. 42

Sengupta et al. (2006): *Food and Chemical Toxicology*, 44, P. 1823-1829

Shen et al. (2015): *Annual Review of Nutrition*, 35, P. 425-449

Simpson et al. (2003): *Appetite*, 41, P. 123-140

Simpson et al. (2006): *PNAS*, 103, P. 4152-4156

Simpson & Raubenheimer (2005): *Obesity Reviews*, 6, P. 133-142

Simpson & Raubenheimer (2012): *The Nature of Nutrition*. Princeton University Press

Simpson & Raubenheimer (2014): *Nature*, 508, P. S66

Siri-Tarino et al. (2015): *Annual Review of Nutrition*, 35, P. 517-543

Skaldeman (2011): *Lose Weight by Eating*. Little Moon

Skov et al. (1999): *International Journal of Obesity*, 23, P. 528-536

Sluik et al. (2016): *British Journal of Nutrition*, 115, P. 1218-1225

Smith et al. (2016): *Diabetologia*, online 17. Oktober

Soerensen et al. (2014): *American Journal of Clinical Nutrition*, 99, P. 984-991

Song et al. (1999): *Mechanisms of Ageing and Development*, 108, P. 239-251

Song et al. (2016): *JAMA Internal Medicine*, 176, P. 1453-1463

Souza et al. (2008): *American Journal of Clinical Nutrition*, 88, P. 1-11

Stanford & Goodyear (2014): *Advances in Physiology Education*, 38, P. 308-314

Stanhope (2015): *Critical Reviews in Clinical Laboratory Sciences*, 53, P. 52-67

Stanhope et al. (2009): *Journal of Clinical Investigation*, 119, P. 1322-1334

Steven et al. (2013): *Diabetic Medicine*, 30, P. e135-e138

Steven & Taylor (2015): *Diabetic Medicine*, 32, P. 1149-1155

Steven et al. (2016): *Diabetes Care*, online 21. Marz

St-Onge et al. (2017): *Circulation*, 135, P. e96-e121

Strobel et al. (2012): *Lipids in Health and Disease*, 11, P. 144

Stull et al. (2010): *Journal of Nutrition*, 140, P. 1764-1768

Sublette et al. (2006): *American Journal of Psychiatry*, 163, 6, P. 1100-1102

Suez et al. (2014): *Nature*, 514, P. 181-186

Sultana et al. (2015): *Environmental Monitoring and Assessment*, 187, P. 4101

Sylow et al. (2017): *Nature Reviews Endocrinology*, 13, P. 133-148

Tang et al. (2014): *Trends in Neurosciences*, 38, P. 36-44

Tang et al. (2015): *British Journal of Nutrition*, 114, P. 673-683

Tarasoff-Conway et al. (2015): *Nature Reviews Neurology*, 11, P. 457-470

Taubes (2008): *Good Calories, Bad Calories*. Anchor Books

Taubes (2011): *Why We Get Fat*. Anchor Books

Taubes (2016): *The Case Against Sugar*. Knopf

Taylor (2013): *Diabetes Care*, 36, P. 1047-1055

Tognon et al. (2017): *American Journal of Clinical Nutrition*, online 10. Mai

Toledo et al. (2015): *JAMA Internal Medicine*, 175, P. 1752-1760

Toma et al. (2017): *Current Atherosclerosis Reports*, 19, P. 13

Tong et al. (2017): *Nutrients*, 9, P. 63

Torronen et al. (2012): *American Journal of Clinical Nutrition*, 96, P. 527-533

Tryon et al. (2015): *Journal of Clinical Endocrinology and Metabolism*, 100, P. 2239-2247

Tuomi et al. (2016): *Cell Metabolism*, 23, P. 1067-1077

Ulven & Holven (2015): *Vascular Health and Risk Management*, 11, P. 511-524

Verburgh (2015): *Die Ernährungs-Sanduhr*. Goldmann

Verburgh (2015): *Veroudering vertragen*. Prometheus/Bert Bakker

Vieira et al. (2016): *Plos One*, 11, P. e0163044

Vieth (2011): *Best Practice & Research Clinical Endocrinology & Metabolism*, 25, P. 681-691

Vitaglione et al. (2015): *Critical Reviews in Food Science and Nutrition*, 55, P. 1808-1818

Volek et al. (2008): *Progress in Lipid Research*, 47, P. 307-318

Wacker & Holick (2013): *Dermato-Endocrinology*, 5, P. 51-108

Wahrenberg et al. (2005): *British Medical Journal*, 330, P. 1363-1364

Walford (2000): *Beyond The 120-Year Diet*. Four Walls Eight Windows

Wang et al. (2014): *BMC Medicine*, 12, P. 158

Wang et al. (2015): *Journal of the American Heart Association*, 4, P. e001355

Wang et al. (2016a): *Public Health Nutrition*, 19, P. 893-905

Wang et al. (2016b): *JAMA Internal Medicine*, 176, P. 1134-1145

Weigle et al. (2005): *American Journal of Clinical Nutrition*, 82, P.

41-48

Wiley (2012): *American Journal of Human Biology*, 24, P. 130-138

Willcox et al. (2001): *The Okinawa program*. Three Rivers Press

Willcox et al. (2007): *Annals of the New York Academy of Sciences*, 1114, P. 434-455

Willcox et al. (2014): *Mechanisms of Aging and Development*, 136-137, P. 148-162

Willcox & Willcox (2014): *Current Opinion in Clinical Nutrition and Metabolic Care*, 17, P. 51-58

Willett (2001): *Eat, Drink and Be Healthy*. Free Press

Willett (2006): *Public Health Nutrition*, 9, P. 105-110

Willett et al. (1995): *American Journal of Clinical Nutrition*, 61, P. 1402S-1406S

Witte et al. (2014): *Cerebral Cortex*, 24, P. 3059-3068

Wycherley et al. (2012): *American Journal of Clinical Nutrition*, 96, P. 1281-1298

Yang et al. (2014): *JAMA Internal Medicine*, 174, P. 516-524

Yang & Wang (2016): *Molecules*, 21, P. 1679

Ye et al. (2012): *Journal of Nutrition*, 142, P. 1304-1313

Young & Hopkins (2014): *European Respiratory Review*, 23, P. 439-449

Zeevi et al. (2015): *Cell*, 163, P. 1-16

Zhang et al. (2013): *Nature*, 497, P. 211-216

Zhang et al. (2015): *European Journal of Epidemiology*, 30, P. 103-113

Zhang et al. (2017): *Journal of Alzheimer's Disease*, 55, P. 497-507

Zhao et al. (2015): *European Journal of Clinical Nutrition*, P. 1-7

Zoncu et al. (2011): *Nature Reviews Molecular Cell Biology*, January, P. 21-35

Zong et al. (2016): *Circulation*, 133, P. 2370-2380

注釋

序

1. Andersen et al. (2012)

2. 例子請見：Eenfeldt (2013).

3. 參考比較 Dehghan et al. (2017) 的分析，以及 Ramsden & Domenichiello (2017) 針對前篇的評論。

4. del Gobbo et al. (2016)

5. Aune et al. (2016)

6. 用上這個比喻要感謝美國作者蓋瑞・陶布斯（Gary Taubes）。我在蒐集這本書的資料時常常與他交流。陶布斯是在做自己的調查時，從一個部落格那裡擷取了這個比喻。陶布斯針對體重過重寫了兩本書很值得閱讀：*Why We Get Fat*，和一本挑釁大作 *Good Calories，Bad Calories*。雖然我不是很信服他最後給的飲食建議，但是他做的分析值得深思。

7. 前提是，我們面對的是因果關係。針對這個主題在書裡還會談

到更多。

8. Mozaffarian (2016)

9. Esselstyn (2015)

10. Esselstyn (2001), Esselstyn et al.(2014), Esselstyn (2015)

11. 糖尿病是血糖控制失調的疾病。我們的身體一直努力維持血糖的穩定，不要太高，也不要太低。但是糖尿病患者失去了這個調節功能。不斷（不僅在飯後）把太多的糖（葡萄糖）循環至血液中。如果本書提到糖尿病，我指的是「第二型糖尿病」。它是最常見的糖尿病類型，遠遠超過其他類型。病情的發展是漸進的，發生的時間比較晚，而且受到飲食和生活方式很大的影響。超重是主要的風險因素，透過（如果必要，大幅度）減肥和運動，常常不僅可以遏阻第二型糖尿病，甚至常常可以讓病情好轉。糖尿病的定義是空腹的血糖值在每分升（也就是每十分之一公升，mg/dl）至少含有 126 毫克。第二型糖尿病的主要問題在於代謝不正常，被稱為「胰島素阻抗」。這表示身體的細胞，尤其是肌肉和肝臟細胞，漸漸對荷爾蒙胰島素不敏感。當我們吃了一點東西（特別是在吃了富含碳水化合物的食物，非常多的糖分因此湧入血液中），胰臟就會形成並分泌胰島素。胰島素會把多餘的糖分從血液導入人體細胞，在那裡當成能量來源使用，或是被儲存起來。為什麼糖尿病患者幾個小時沒吃東西，血糖值還是太高（這被稱作『空腹血糖值』，在早晨尚未進食前測量的血糖值）？如果我們較長時間沒吃東西，例如晚上睡覺是或是禁食期間，肝臟會產生葡萄糖，讓大腦 24 小時都有能量供應。如此一來，就算不吃東西，血糖一直都能保持平穩。胰島素會抑制肝臟產生糖分，因為一般而言，胰島素多表

示血液中有充足的糖分（因為胰島素會視食物中碳水化合物的多寡被釋放出來）。如果肝臟細胞對胰島素有抗性，它們開始忽略胰島素的抑制信號，即使已經有足夠的糖分在血液裡循環，它們還是繼續活躍地製造葡萄糖。如此一來，「胰島素阻抗」會導致血糖值過高。在細胞層面，胰島素阻抗的成因還在於，細胞因為錯誤和過度飲食太過肥胖。脂肪分子阻礙了細胞內胰島素信號的通路，在健康的情形下，胰島素信號會讓糖分被細胞吸收。糖尿病最直接的問題是，太高的血糖值會造成各式各樣的傷害，因為葡萄糖分子傾向於跟其他分子（例如蛋白質分子）「黏在一起」，會讓組織變得僵硬。例如我們的血管「變僵硬」，這是一種老化的形式。胰臟嘗試製造並分泌更多的胰島素來彌補身體細胞對胰島素的麻痺，但是同樣對身體有害。由於這種種原因，糖尿病不單單是一種疾病，還是糾纏不休的疾病。就這點來說，糖尿病讓人想起老化的過程，因為年紀同樣會提高幾乎所有慢性疾病的風險（糖尿病至少加快了幾種老化過程）。沒有別的病會像糖尿病一樣常常導致成人眼盲、腎衰竭，或是腳和腿的截肢；心血管疾病和癌症風險急遽提高；不間斷超量生產胰島素也會加重胰臟的負擔，導致它終於「筋疲力竭」，停止工作。在這個階段我們將缺乏胰島素。糖尿病的症狀包括強烈的口渴和相對的頻尿：身體想把血液中多餘的糖分經由尿液排出體外。結果就是尿液聞起來和嚐起來是甜的。因此正式名稱為 *Diabetes mellitus*，希臘文的原意是「甜如蜂蜜的出水」。

12. Lim et al. (2011), Steven et al. (2013), Steven & Taylor (2015), Steven et al. (2016)

13. Bredesen (2014), Bredesen et al. (2016), Bredesen (2017)

14. Bredesen (2016)

15. 表達稍微地謹慎，因為這些研究結果還非常新（而且很多人可能會說：太美了，美到不可能是真的）。適切地懷疑是恰當的，（希望）其他的研究團隊也能確認這些結果。

16. 德國聯邦統計局 2014 年度數據。

17. Fries (1980), Fries et al. (2011)

18. Couzin-Frankel (2014), Solon-Biet et al. (2014)

19. Levine et al. (2014)

第 1 章　蛋白質 I：讓人苗條的蛋白質效應

1. Simpson et al. (2006)

2. Simpson & Raubenheimer (2012)

3. 感謝辛普森提供的錄影資料。

4. 正確應該說「千卡」（= 1000 卡路里），但是簡單的「卡路里」已經被大家接受，所以在這本書裡實際上是說千卡的地方，也說卡路里。

5. Simpson et al. (2003), Simpson et al. (2006), Simpson & Raubenheimer (2012)

6. Nationale Verzehrsstudie II (2008), 請 查 閱 http://www.bmel.de/DE/ Ernaehrung/GesundeErnaehrung/_ Texte/NationaleVerzehrsstudie_ Zusammenfassung.html

7. Simpson & Raubenheimer (2012)

8. Simpson & Raubenheimer (2014)

9. Simpson & Raubenheimer (2005), Gosby et al. (2014)

10. Gosby et al. (2011)

11. DeShazo et al. (2013)

12. Pollan (2011)

13. 數據出自 Martínez Steele et al. (2017)

14. Daley et al. (2010), McAfee et al. (2011)

15. Due et al. (2004), Skov et al. (1999)

16. Weigle et al. (2005)

17. Santesso et al. (2012)，更多評論、分析、結論比較請見：
    Leidy et al. (2015), Mansoor et al. (2015), Martinez et al. (2014),
    Clifton et al. (2013), Wycherley et al. (2012)

第 2 章　蛋白質 II：成長和老化的驅動引擎

1. http://www.wsj.com/articles/ SB107637899384525268

2. 正確的專業名稱是「心臟衰竭」，會有不同的形式。所有形式
   的共同點是心臟不能正常地抽送血液，因為心臟沒有得到良好
   的供血，衰弱和／或者變得太僵硬。

3. http://edition.cnn.com/2002/HEALTH/diet.fitness/04/25/atkins.
   diet/

4. Souza et al. (2008)

5. Gardner (2012)

6. Johnston et al. (2014)

7. Alhassan et al. (2008), Dansinger et al. (2005)

8. Ross & Bras (1974)

9. Lagiou et al. (2012), Marckmann et al. (2015)

10. Ross & Bras (1974)

11. https://www.elsevier.com/connect/controlling-protein-intake-may-bekey-to-longevity

12. Levine et al. (2014)

13. Freedman et al. (2012)

14. Folkman & Kalluri (2004)

15. Levine et al. (2014)

16. Zoncu et al. (2011), Laplante & Sabatini (2012), Johnson et al. (2013), Saxton & Sabatini (2017)

17. Hosios et al. (2016)

18. Parrella et al. (2013)

19. Hosios et al. (2016)

20. Pietrocola et al. (2014)

21. Van Aller et al. (2011)

22. Levine et al. (2014)

23. Fry et al. (2011)

24. Dennison et al. (2017)

25. Levine et al. (2014)

26. Song et al. (2016)

27. Ross & Bras (1974)

28. Lee et al. (2008)

29. Konner & Eaton (2010)

30. 這個論點取自非傳統的老年學研究學者 Roy Walford (2000)

31. Wang et al. (2016a)

32. Larsson & Orsini (2014)

33. 既然談起這個話題，那我要呼籲那些特別攝取大量肉類的人（典型代表是進行舊石器時代飲食和低碳飲食的人）：基本上我很歡迎獨特的冷門意見，或嘗試去追究動搖主流的地位。單從科學角度或是知識層面來看，這無疑有趣又有益健康。但是這裡還多了一個面向。我們用這樣一個「論戰」提出論點，不是只為了反對大部分的實證新知，內容上也許因此完全錯誤。我們接受動物受痛苦是一回事，因為（很可惜）幾乎所有的研究結果都說，人類的健康全靠它了（「根據目前的認知，肉類對我們人類特別健康，儘管要付出昂貴的道德代價，我還是呼籲要大量攝取肉類。」）。但是採取道德上分歧的立場卻又是另外一回事，即使從健康的角度來看，幾乎所有的認知都反對攝取過多的肉類。站在不確定的論點上捍衛，代價也許不只是許多人的健康，還有無數動物的生命。換句話說，雖然大部分的科學研究結果（較少的肉代表較少疾病，請參考圖 6.2）支持比較合乎道德的立場，但是人們卻拒絕接受，並捍衛一個造成人類和動物更多痛苦的立場。

34. 花生醬必須稍微留意糖的含量，視種類不同而有很大的差別。花生醬也常常含有棕櫚油，它的影響至今只有一點點的研究。有些種類的花生醬含有反式脂肪，這確定是有害健康的。關於糖請參考第 4 章，反式脂肪請看第 7 章，棕櫚油請看第 8 章。

要找到不添加糖、棕櫚油和反式脂肪的花生醬並不難。

35. Richter et al. (2015), Malik et al. (2016)

36. Song et al. (2016)

37. Richter et al. (2015)

38. Parrella et al. (2013)

39. Fontana & Partridge (2015), Ables et al. (2016), McIsaac et al. (2016)

40. Cavuoto & Fenech (2012) 裡面有提供各種食物的甲硫胺酸含量。

41. McCarty et al. (2009)

42. Cavuoto & Fenech (2012)，其實也有在討論其他種胺基酸，例如 Maddocks et al. (2017)

43. 關於克非爾請見 Rosa et al. (2017)。俄國的免疫學家和諾貝爾獎得主梅契尼可夫（Elias Metschnikoff）早就在 1908 年出版的《樂觀的世界文集》中推測了「酸奶」的療效。這部書的一個中心主題是健康地變老。梅契尼可夫已經認識到乳酸菌可能對腸道和細菌叢（數十億寄居在腸道的細菌）有益。他在一處寫道：「八年多來，我在飲食中添加了酸的，事前煮過的，加了乳酸菌的牛奶。我對結果很滿意……。如果把提早來臨和艱困的老年歸因於身體組織中毒（大部分的毒素來自大腸，裡面有無數的細菌叢）的理論是正確的話，那就很清楚，能夠阻止腸道腐敗過程的物質必定能讓老年延後到來，並減輕症狀。我們從那些喝酸奶並很長壽的民族那裡得知的一切都支持這個結論……。」

44. Poutahidis et al. (2013)

45. Poutahidis et al. (2013)

46. Poutahidis et al. (2013)

47. Schenk et al. (2008)

48. Poutahidis et al. (2013), Levkovich et al. (2013), Poutahidis et al. (2014)

49. Santiago et al. (2016)

50. Sanchez et al. (2014)

51. Sanchez et al. (2014)

52. Lee et al. (2015a)

53. Lee et al. (2015a)

54. Willcox et al. (2014), Willcox et al. (2001)

55. Fraser & Shavlik (2001)

56. Orlich et al. (2013), Orlich & Fraser (2014)

57. Buettner (2015)

58. Burr et al. (1989), Parra et al. (2007)

59. Zhao et al. (2015)

60. Zhao et al. (2015)

61. Belin et al. (2011)

62. Bellavia et al. (2017)

63. Gil & Gil (2015), Mozaffarian & Rimm (2006)

64. Morris et al. (2015)

65. Gu et al. (2015), Raji et al. (2014)

66. Van de Rest et al. (2016)

67. Gil & Gil (2015)

68. 豆莢類不僅能提供很多蛋白質，還有很多令人飽足的膳食纖維。實驗顯示，豆莢類如豆子和豌豆比肉類更能讓人飽足。

69. 可參考 Mozaffarian (2016) 這份寫得非常好的評論。

第 3 章　插曲：你是理想飲食的關鍵佐料

1. 沖繩：Willcox et al. (2007), Willcox & Willcox (2014), Willcox et al. (2014)，德國數據：德國聯邦統計局，私人討論。2014 年底德國總人口數 81197537 人，百歲人瑞（含以上）計有 17474 人。

2. Fontana et al. (2010)

3. Kaplan et al. (2017)

4. 第二次全國飲食調查。

5. https://www.dge.de/presse/pm/kohlenhydrate-in-der-ernaehrung/

6. 譬如可以參考也許是出自好意，但是天真、有特定傾向的記錄片 What the Health (2017): http://www.whatthehealthfilm.com/

7. Willett et al. (1995), Willett (2006)

8. 沖繩數據：Willcox et al. (2014), 齊瑪內：Kaplan et al. (2017), 基督復臨安息日會教徒：Orlich & Fraser (2014), 地中海飲食：Souza et al. (2008)

9.　Shen et al. (2015)

10. Martinez-Gonzalez et al. (2012)

11. Martinez-Gonzalez et al. (2012), Martinez-Gonzalez et al. (2015), Schroder et al. (2014)

12. Martinez-Gonzalez et al. (2015)

13. Estruch et al. (2013)

14. De Lorgeril et al. (1994)

15. Luciano et al. (2017)

16. Jacka et al. (2017)

17. Appel & Van Horn (2013)

第 4 章　碳水化合物 I：糖，誘人又危險的雙面人

1.　蓋瑞・陶布斯（Gary Taubes）發表在 New York Times Magazine 上的 »Is Sugar Toxic?« 適切地引述了坎特利這段話，文章可上網閱讀：http://www.nytimes.com/2011/04/17/magazine/mag-17Sugar-t.html?_r=0 我聯繫上坎特利，他不僅證實了他的話，並且詳細陳述其根據（2016 年 7 月 14 日的電子郵件）。本章會討論到部分他所提的根據。

2.　Tryon et al. (2015)

3.　Cantley (2014)

4. Johnson (2015)

5. 2016 年 7 月 14 日的電子郵件。關於糖上癮可見 Ahmed et al. (2013)

6. Cantley (2014)

7. https://www.youtube.com/watch?v=CUOu3ELNVxc

8. Willcox et al. (2001)

9. Fetissov (2017)

10. Suez et al. (2014)

11. Grassi et al. (2008)

12. 來自日本非常好的綠茶，具有療效的植物性物質表沒食子兒茶素沒食子酸酯（Epigallocatechin gallate，EGCG）的含量很高。我要感謝《癌細胞不愛覆盆子》這本書的兩位法國研究者 Richard Béliveau 和 Denis Gingras 給我的提示。

13. Torronen et al. (2012)

14. Fardet (2015)

15. Muraki et al. (2013)

16. Taubes (2008)

17. 2016 年 7 月 14 日的電子郵件。坎特利發現的蛋白質叫做 PI_3K（磷酸肌醇 3- 激酶，Phosphoinositide 3-Kinase）。對胰島素、PI_3K 和癌症關聯感興趣的人，我推薦 Pollak (2012) 當作入門。

18. 關於胰島素阻抗和導致的疾病也可參考 Reaven (2012)

19. Yang et al. (2014)

20. Leung et al. (2014)，也可參考 Lee et al. (2015b)

21. 我的解說主要參考自：Taubes (2008), Siri-Tarino et al. (2015), Stanhope (2015), Cantley (2014), Lyssiotis & Cantley (2013), Herman & Samuel (2016), Lustig (2016)

22. Maersk et al. (2012)

23. Stanhope et al. (2009), 類似發現也可見於 Aeberli et al. (2011, 2013).

第 5 章　碳水化合物 II：為什麼有些人只對低碳飲食有反應

1. 收縮壓已超過 200mmHg。

2. 2016 年 9 月 16 日的電子郵件。

3. 我與史卡德曼的私人對話。也可參考 Skaldeman (2011), Eenfeldt (2011) 以及史卡德曼的個人網站 http://www. skaldeman.se/ 以及 http://www.lchf-deutschland.de/sten-sture-skaldeman-mein-lchf-2/

4. Gardner et al. (2007), Gardner (2012)

5. Gardner (2012), 也可參考 Hjorth et al. (2017)

6. Gardner (2012)

7. McClain et al. (2013)

8. Samuel & Shulman (2016)

9. Farin et al. (2006)

10. Wahrenberg et al. (2005)

11. 有第二型糖尿病風險基因的人經證實最好採取強調脂肪比重的

飲食。

12. 許多人也許會將這些特徵跟「代謝症候群」連結在一起，當然他們是正確的。因為現在我們知道問題的核心是胰島素抗性，所以也將這個症候群稱為胰島素抗性症候群。

13. Costello et al. (2016), Ranasinghe et al. (2012)

14. Bao et al. (2009)

15. Kanarek & Ho (1984) 的一項實驗將老鼠變成糖尿病患，並觀察到下列現象：剛開始的時候，老鼠在有糖尿病的情況下吃進比較多的碳水化合物，因為身體無法再正確處理這個燃料，所以想先嘗試多吃一點來平衡這個缺陷。當這個策略幫不上忙的時候，老鼠改變了策略，三個星期後，身體調整成多吃脂肪：好像是老鼠經過嘗試錯誤，漸漸找出牠的身體現在比較適應脂肪！

16. Volek et al. (2008), 也可見於 Esposito et al. (2009), Saslow et al. (2014)

17. Sylow et al. (2017)

18. Catenacci & Wyatt (2007), Chin et al. (2016)

19. Blundell et al. (2015)

20. Caudwell et al. (2009)

21. Knowler et al. (2002), Stanford & Goodyear (2014), Smith et al. (2016)

22. Santangelo et al. (2016), Schwingshackl et al. (2017)

23. Han et al. (2007), Nagao & Yanagita (2010)

24. Ghorbani et al. (2014), 也可參考 Chuengsamarn et al. (2012) 驚

人的結果。

25. Stull et al. (2010)

26. Escarpa & Gonzalez (1998)

27. Schulze et al. (2014), Makarova et al. (2015)

28. Liu et al. (2013)

29. Grassi et al. (2005)

30. Gepner et al. (2015)

31. Lim et al. (2011), Steven et al. (2013), Steven & Taylor (2015), Steven et al. (2016)

第 6 章　碳水化合物 III：這樣辨識健康的碳水化合物

1. Kamiloglu et al. (2014)

2. Mozaffarian et al. (2013)

3. 但從膳食纖維來看，亞麻仁所向無敵：每 100 克亞麻仁確確實實可以提供 39 克膳食纖維，而且沒有其他的碳水化合物（剩餘的大部分物質是有療效的脂肪）！

4. Verburgh (2015)

5. Fardet (2010)

6. 我是這樣自己烤酸麵團麵包。需要的基本材料有：兩小包各 75 克的液態酸麵團（超市、有機商店和網路商店都有）。有些人推薦用 75 克的酸麵團來和 500 克的麵粉。我個人喜歡相當酸的麵團，所以用雙倍的分量。麵粉我建議用 300 克的全麥黑麥

麵粉，或是 1370 型麵粉，加上 200 克全麥小麥麵粉或高型號的小麥麵粉（＞ 1000）。一小包乾燥酵母（10 克），更好是用新鮮酵母（大約 20 克）。大約兩茶匙的鹽。滿滿 400 毫升的溫水。做法：將溫水倒進一個盆，放進酵母（也可以加入一小匙蜂蜜和一撮鹽）。混合，短時間靜置。加入酸麵團，再混合。現在加入麵粉。我還會加入一點亞麻仁或奇亞籽以及小麥胚芽、剁碎的堅果，或是整顆黑麥粒也很好吃。別忘了撒鹽，最後加入一些菜籽油或橄欖油。好好混合（用攪拌器，因為麵團會變得很黏）。在盆上蓋一塊布，放到溫暖的地方（例如 50 度的烤箱裡），讓麵團醒至少 30 分鐘。麵團要變大。再一次揉麵團（麵團又會消下去）。將麵團放進一個矽氧樹脂的模型中，不要太滿，因為麵團會再度膨脹。為了視覺效果用篩子撒上一些麵粉。讓麵團在溫暖的地方再發上一個小時。烤箱預熱 275 度，最好有烤肉的功能。然後盡量用大火烘烤，直到表面形成脆皮，當然不能烤焦。根據我的經驗最多可以烤上 30 分鐘。然後把溫度降低到 200 度，並在 10 分鐘內烤好（所以一共烤大約 40 分鐘）。烤好後，放在烤架上放涼。這很重要，因為麵包還在「流汗」。新鮮的麵包最好吃！我不斷用一個基本的食譜做實驗。例如我最近還加入了 80 克亞麻仁粉（相對地多加了些水），讓麵包再多些蛋白質和膳食纖維。也很美味可口。

7. 此假設來自美國生化學家布魯斯・艾姆斯（Bruce Ames），請參考 Ames (2005).

8. Othman et al. (2011), Rebello et al. (2014), Hollander et al. (2015)

9. Desai et al. (2016)

10. Koh et al. (2016)

11. Koh et al. (2016), Fetissov (2016)

12. Aune et al. (2016)，可拿來做比較的結果請見 Zong et al. (2016)，還有 Ye et al. (2012) 對 21 項實現做了整合分析。

13. Johnsen et al. (2015)

14. Davis (2013) 大衛・博馬特（David Perlmutter）的看法也雷同，他在《無麩質飲食，讓你不生病！》中寫道：「現代的穀物瓦解我們的大腦。而我所說的『現代』並不是單指大幅度研磨的白麵粉、麵條和打磨的米，它們早就已經列在苗條使徒的黑名單上。我說的是那些許多人認為是健康的穀物，如全麥小麥、多種穀類、七種穀類等等。我把這些許多人珍視為飲食不可或缺的成分稱為恐怖分子，它們轟擊我們寶貴的器官，大腦。」

15. Lebwohl et al. (2015), Hadjivassiliou et al. (2014)

16. 文獻回顧是一種質的總結（對不同研究內容進行嚴格的批判，最後將內容歸納到一個總體概觀）。整合分析是量的總結（收集多種研究的數據，再做統計學上的總分析）。

17. Fardet & Boirie (2014)

18. Fardet & Boirie (2014)

19. 例如純素主義者麥克・葛雷格等人合著的《食療聖經》（*How Not to Die*）非常值得一讀。他的網站 nutritionfacts.org 也很值得閱覽。

20. 如果真正要討論因果關係，這個研究結果還不能，或者無論如何不能一直保證。

21. 2015 年 8 月 13 日的電子郵件。

22. Zeevi et al. (2015)

23. Brand-Miller et al. (2009)

24. 在此感謝雪梨大學的珍妮・布蘭德―米勒（Jennie Brand-Miller，也稱為 GI 珍妮）提供的數據。

25. Muraki et al. (2016)

26. Zeevi et al. (2015)，也可參考以色列生物學家 Eran Segal 的演講：https://www.youtube.com/watch?v=0z03xkwFbw4&feature=youtu.be

27. 資料來源：Atkinson et al. (2008), Brand-Miller et al. (2010), Goletzke et al. (2016), Sluik et al. (2016)

28. Brand-Miller et al. (2010)

29. McGill et al. (2013)

30. Fardet & Boirie (2013)

31. Brand-Miller et al. (2010) 估計的數值為 48。

32. Sultana et al. 2015)

33. Hojsak et al. (2015), Karagas et al. (2016), 也可參考 http://www.bfr.bund.de/de/fragen_und_antworten_zu_arsengehalten_in_reis_und_reisprodukten-194346.html

34. Sengupta et al. (2006), Carey et al. (2015)

35. 阿提拉・西德曼（Attila Hildmann）的《為健康吃素》中有一個蔬菜扁豆加檸檬葵花子油醬的食譜，我衷心地推薦給所有愛吃小扁豆，或即將成為扁豆愛好者的人（太美味了）。

36. Kim et al. (2016)

37. Jenkins et al. (2012)

38. Young & Hopkins (2014)

39. Hermsdorff et al. (2011), Mollard et al.(2012)

40. Buettner (2015)

41. 這是我大學同學 Christian Keyser 的豆泥食譜：最重要的是好的芝麻醬。接著就可以動手做：拿 6 湯匙的芝麻醬，350 克泡軟的雪蓮子，一顆檸檬的檸檬汁，一到兩瓣大蒜，一點鹽，茴香，可以的話加上「北非綜合香料」（Ras el-Hanout，一種有異國風味混合香料）。用攪拌器仔細攪拌，最後淋上橄欖油。

42. 研究命名為 Legumes: the most important dietary predictor of survival in older people of different ethnicities, 見於 Darmadi-Blackberry et al. (2004)

第 7 章　插曲：飲料──牛奶，咖啡，茶和酒

1. 例子：Guo et al. (2017)

2. http://www.foodpolitics.com/2016/03/six-industry-funded-studies-the-score-for-the-year-15612/

3. Lesser et al. (2007)

4. Michaëlsson et al. (2014), Tognon et al. (2017)

5. Melnik (2015)

6. Wiley (2012), Melnik (2015), Harrison et al. (2017)

7. Bayless et al. (2017)

8. Ji et al. (2014)

9. Tognon et al. (2017)

10. Michaëlsson et al. (2014)

11. Song et al. (1999)

12. Song et al. (1999), Michaëlsson et al. (2014)

13. Michaëlsson et al. (2017)

14. Wang et al. (2014)

15. Michaëlsson et al. (2014)

16. Willett (2001)

17. Crippa et al. (2014), 也可參考 Je & Giovannucci (2014), Gunter et al. (2017)

18. Grosso et al. (2017)

19. 數據出自 Crippa et al. (2014)，也可參考 Je & Giovannucci (2014), Gunter et al. (2017)

20. Takahashi et al. (2017), Pietrocola et al. (2014)

21. Furman et al. (2017)

22. Cai et al. (2012), Rebello & Van Dam (2013)

23. Crioni et al. (2015)

24. Grosso et al. (2017)

25. Rhee et al. (2015)

26. Tang et al. (2015), 也可參考 Zhang et al. (2015)

27. Yang & Wang (2016)

28. Van Aller et al. (2011)

29. Bettuzzi et al. (2006)

30. Guo et al. (2017)

31. Costanzo et al. (2011), Roerecke & Rehm (2014), Toma et al. (2017)

32. Bell et al. (2017)

33. Brien et al. (2011), Gepner et al. (2015), Holst et al. (2017)

34. Richard et al. (2017)

35. Castelnuovo et al. (2006)

36. Bellavia et al. (2014)

37. Bellavia et al. (2014), Knott et al. (2015)

38. Bagnardi et al. (2014)

39. Cao et al. (2015)

40. Halsted et al. (2002), Chen et al. (2014), De Batlle et al. (2015)

41. 這些都跟飲酒文化有關，例如地中海許多地區的典型飲酒文化（希臘、義大利、西班牙）證實對身體很有益，並可以降低死亡風險。

第 8 章　脂肪 I：探索脂肪世界，以橄欖油為例

1. https://de.wikipedia.org/wiki/Moai

2. Harrison et al. (2009)

3. *Science*, S. 326, 1602-1603, 2009

4. De Cabo et al. (2014), Richardson et al. (2015)

5.　Finkel (2015), Madeo et al. (2015)

6.　Kennedy & Lamming (2016)

7.　Riera & Dillin (2015)

8.　McDaniel et al. (2011)

9.　Toledo et al. (2015)

10.　Toledo et al. (2015). 感謝納瓦拉大學的 Estefania Toledo & Miguel Martinez-Gonzalez 提供的原始數據。

11.　Esselstyn (2015)

12.　Ornish et al. (1990), Ornish et al. (1998)

13.　Esselstyn (2015)

14.　沒有反式脂肪、棕櫚油，沒有添加糖和鹽。

15.　Guasch-Ferre et al. (2017)

16.　Wang et al. (2015), 也可參考此整合研究：Peou et al. (2016)

17.　Grosso et al. (2015)

18.　Grosso et al. (2015)，有因果關係前提。

19.　Nagao & Yanagita (2010)

20.　評論請見 Michas et al. (2014), Calder (2015)

21.　Willett (2001)

22.　Kavanagh et al. (2007)

23.　Wang et al. (2016b)

24.　Dehghan et al. (2017)

25.　Wang et al. (2016b)

26. Vitaglione et al. (2015)

27. Beauchamp et al. (2005)

28. Khanfar et al. (2015)

29. Rigacci et al. (2015)

30. 有一種理論叫做「異質毒物興奮作用」（Xenohormesis），請參考 Howitz & Sinclair (2008)，針對橄欖油請見 Menendez et al. (2013)

31. Latreille et al. (2012)

32. Joven et al. (2014)

33. Casal et al. (2010)

34. Persson et al. (2003)

35. 與橄欖油的關鍵性比較請見 Hoffman & Gerber (2014)

第 9 章　脂肪 II：飽和脂肪酸——棕櫚油，奶油和乳酪

1. Rosqvist et al. (2014)

2. Mancini et al. (2015)

3. 相關訊息請見世界自然基金會德國（WWF Deutschland）的研究 Auf der Ölspur (2016): http://www.wwf.de/2016/august/kein-palmoel-ist-auchkeine-loesung/

4. https://www.dge.de/wissenschaft/weitere-publikationen/fachinformationen/trans-fettsaeuren/

5. Bjermo et al. (2012)

6. Pimpin et al. (2016)

7. Siri-Tarino et al. (2015), De Goede et al. (2015)

8. Soerensen et al. (2014)

9. 精確說是維生素 K_2，也稱為四烯甲萘　（Menachinon）。

10. Maresz (2015)

11. Li et al. (2012), Anderson et al. (2016)

12. Juanola-Falgarona et al. (2014)

13. McCann & Ames (2009)，也可參考美國生化學家布魯斯‧艾姆斯（Bruce Ames）的演講，他想出這個有趣的理論，從理論中因此延伸出一連串的研究：https://www.youtube.com/watch?v=ZVQmPVBjubw

14. Nagata et al. (2017)

15. Pucciarelli et al. (2012), De Cabo et al. (2014)

16. Eisenberg et al. (2009)

17. 格拉茲大學 Frank Madeo 於 2017 年 2 月 8 日的電子郵件。

18. Eisenberg et al. (2016)

19. Ali et al. (2011)

20. Esatbeyoglu et al. (2016)

21. 數據出自 Esatbeyoglu et al. (2016)

22. Tong et al. (2017) 的整合研究得出乳酪對整體死亡風險的相關性是中立的。其他重要評論如 Siri-Tarino et al. (2015) 給予乳酪較正面的評價。

23. 詳細討論這個替代方式的評論請見 Siri-Tarino et al. (2015)

第 10 章　脂肪 III：油脂豐富的魚和 Omega-3 脂肪酸讓人瘦

1. http://www.fischinfo.de/index.php/markt/datenfakten/4856-marktanteile-2016

2. Strobel et al. (2012)

3. http://www.fischinfo.de/index.php/markt/datenfakten/4856-marktanteile-2016

4. Strobel et al. (2012), Cladis et al. (2014), Henriques et al. (2014)

5. Guimaraes et al. (2015)

6. http://www.daserste.de/information/wissen-kultur/w-wie-wissen/sendung/2011/die-pangasius-luege-100.html, 也可看此處的影片體會一下：https://www.youtube.com/watch?v=Px9Enx74kjA

7. 數據出自 Cladis et al. (2014)

8. Niu et al. (2004), Calder (2016)

9. Calder (2016)

10. Witte et al. (2014)

11. 評論請見 Messamore et al. (2017)

12. Sublette et al. (2006)

13. Chhetry et al. (2016)

14. Schmaal et al. (2016)

15. 最新研究請見 Zhang et al. (2017), Witte et al. (2014), Potalla et al. (2014) 以及 Messamore et al. (2017) 的評論。

16. Hibbeln (2002), Markhus et al. (2013)

17. 數據出自 Hibbeln (2002)

18. Oh et al. (2010)

19. Zhang et al. (2013)

20. 比如主要含有 α - 亞麻酸的亞麻仁油。

21. Cintra et al. (2012)

22. Bender et al. (2014)

23. Bell et al. (2014), Cardoso et al. (2016)

24. http://www.vitalstudy.org/

25. Bell et al. (2014), Chen et al. (2016)

26. Giuseppe et al. (2014a), Giuseppe et al. (2014b), Senftleber et al. (2017)

27. Bell et al. (2014)

28. Ulven & Holven (2015)

29. Eyres et al. (2016)

第 11 章　不要服用維生素丸！除了⋯⋯

1. Schwingshackl et al. (2017)

2. 評論請見 Wacker & Holick (2013), Holick (2017)

3. Holick (2017)

4. Holick et al. (2011), Vieth (2011)

5. Richter et al. (2014), Rabenberg et al. (2015)

6. 數據出自 Richter et al. (2014). 注意，單位有兩種，每公升納莫耳（nmol/l）和每毫升奈克（ng/ml）。1 ng/ml ＝ 2,5 nmol/l，意思是 50 nmol/l ＝ 20 ng/ml，75 nmol/l ＝ 30 ng/ml。理想數值是 75 nmol/l 或 30 ng/ml 以上。重量與莫耳是兩種不同的計量單位，莫耳代表的是質量。

7. Martineau et al. (2017)

8. Bjelakovic et al. (2014)

9. Chowdhury et al. (2014)

10. 新生兒每天 400 個單位（＝ 10 微克），最好從出生後就開始（尤其餵嬰兒母乳的時候，因為母親常常本身沒有得到足夠的維生素 D，所以母奶裡維生素 D 的含量也很少）。一歲以上的小孩一般建議每天 600 個單位（＝ 15 微克）。

11. Rabenberg et al. (2015)

12. Rizzo et al. (2016)

13. Greger (2015)

14. Green et al. (2017)

15. Kennedy (2016), Green et al. (2017)

16. Huang et al. (2012)

17. Douaud et al. (2013)

18. Jerneren et al. (2015)

19. http://www.vitalstudy.org/

第 12 章　吃飯的最佳時間和最有效的禁食方法

1. Hatori et al. (2012), Chaix et al. (2014)

2. 索爾克研究所這項實驗的主導人 Satchidananda Panda 在 2017 年 4 月 26 日的電子郵件中跟我解釋，在限定時間範圍內吃飼料的老鼠身上發生了什麼事。在時間範圍內進食也會導致腸道內細菌叢的變化，以至於一些碳水化合物部分不會被身體吸收。Panda 本人通常會在 10 到 11 個小時範圍內進食。如果他想減一點肥，就會把幾天進食的時間限制在 6 到 8 個小時。

3. Melkani & Panda (2017)

4. Hutchison et al. (2017)

5. Jakubowicz et al. (2013)

6. St-Onge et al. (2017), Kahleova et al. (2017)

7. Tuomi et al. (2016)

8. 可比較 Kessler et al. (2017)

9. Gill & Panda (2015)

10. Longo & Panda (2016)

11. Tarasoff-Conway et al. (2015)

12. Taubes (2008)

13. Lim et al. (2011), Taylor (2013)

14. Goldhamer et al. (2002)

15. Muller et al. (2001)

16. Mosley & Spencer (2014)

17. St-Onge et al. (2017)

後記　12 個最重要的飲食建議

1. 見第二次全國飲食調查。http://www.bmel.de/DE/Ernaehrung/
   GesundeErnaehrung/_Texte/NationaleVerzehrsstudie_
   Zusammenfassung.html

2. 這裡的評估也大相逕庭，一個中間的攝取量是每天大約一到最
   多兩茶匙，看起來最理想。請你考慮到，許多食物從麵包、香
   腸到醃漬的橄欖，都加了很多鹽，所以很容易攝取過多。我認
   為一定程度的節制是理智的。

圖片出處

Sina Bartfeld: p. 148, 198, 199, 201, 203

Sina Bartfeld/Bas Kast: p. 82, 169, 233

Bas Kast/Inka Hagen: p. 133

Bas Kast: p. 27, 34, 36, 63, 78, 81, 82, 95, 96, 97, 118, 156, 160, 178, 194, 197, 204, 217, 220, 222, 227, 237

www. amazon.de 網頁截圖 : p. 53

Stephen Simpson/University of Sydney: p. 41

Wikimedia Commons/Public Domain: p. 109

以下圖片出自下列出版品：

C. B. Esselstyn: »Resolving the Coronary Artery Disease Epidemic Through Plant-Based Nutrition«, in: *Preventive Cardiology* 4, Nr. 4 (2001): p. 171-177, Fig. 1 © 2001, Preventive Cardiology: p. 29

T. Poutahidis et. al.: »Microbial reprogramming inhibits Western diet-associated obesity«, in: *PLoS* One 8, Nr. 7 (2013): e68596. doi: 10.1371/journal.pone.0068596. Print 2013, Fig. 2a: p. 76

D. E. Lee, C. S. Huh, J. Ra, I. D. Choi, J. W. Jeong, S. H. Kim, J. H. Ryu et al.: »Clinical Evidence of Effects of Lactobacillus plantarum HY7714 on Skin Aging: A Randomized, Double Blind, Placebo-Controlled Study«, in: *Journal of Microbiology and Biotechnology* 25, Nr. 12 (2015), p. 2160-2168. doi: 10.4014/jmb.1509.09021. Print 2015, Fig. 4 © 2015, The Korean Society For Microbiology And Biotechnology: p. 79

M. Hatori, C. Vollmers, A. Zarrinpar, L. DiTacchio et al.: »Time-restricted feeding without reducing caloric intake prevents metabolic diseases in mice fed a high-fat diet«, in: *Cell Metabolism* 15, Nr. 6 (2012), S. 848-860, Fig. 1j © 2012, Rights Managed by Elsevier/Copyright Clearance Center: p. 241

國家圖書館出版品預行編目資料

吃的科學：對抗肥肉、疾病、老化的救命營養新知／巴斯.卡斯特(Bas
 Kast) 著；彭意梅譯 . -- 初版 . -- 臺北市：商周出版：家庭傳媒城邦分公
 司發行, 2019.06
 面； 公分 . -- (Live&learn ; 54)
 譯自：Der ernährungskompass : das fazit aller wissenschaftlichen studien
  zum thema ernährung
  ISBN 978-986-477-674-0 (平裝)

 1. 營養 2. 健康飲食

411.3   108007794

吃的科學——對抗肥肉、疾病、老化的救命營養新知
Der Ernährungskompass: Das Fazit aller wissenschaftlichen Studien zum Thema Ernährung

作　　　者／巴斯．卡斯特（Bas Kast）
譯　　　者／彭意梅
責 任 編 輯／余筱嵐

版　　　權／林易萱、吳亭儀
行 銷 業 務／林秀津、周佑潔、林詩富
總 編 輯／程鳳儀
總 經 理／彭之琬
事業群總經理／黃淑貞
發 行 人／何飛鵬
法 律 顧 問／元禾法律事務所王子文律師
出　　　版／商周出版
　　　　　　115 台北市南港區昆陽街16 號4 樓
　　　　　　電話：(02) 25007008　傳真：(02)25007579
　　　　　　E-mail：bwp.service@cite.com.tw
　　　　　　Blog：http://bwp25007008.pixnet.net/blog
發　　　行／英屬蓋曼群島商家庭傳媒股份有限公司 城邦分公司
　　　　　　115 台北市南港區昆陽街16 號8 樓
　　　　　　書虫客服服務專線：02-25007718；25007719
　　　　　　服務時間：週一至週五上午 09:30-12:00；下午 13:30-17:00
　　　　　　24 小時傳真專線：02-25001990；25001991
　　　　　　劃撥帳號：19863813；戶名：書虫股份有限公司
　　　　　　讀者服務信箱：service@readingclub.com.tw
　　　　　　城邦讀書花園：www.cite.com.tw
香港發行所／城邦（香港）出版集團有限公司
　　　　　　香港九龍土瓜灣土瓜灣道86 號順聯工業大廈6 樓A 室；E-mail：hkcite@biznetvigator.com
　　　　　　電話：(852) 25086231　傳真：(852) 25789337
馬新發行所／城邦（馬新）出版集團 Cite (M) Sdn. Bhd.
　　　　　　41, Jalan Radin Anum, Bandar Baru Sri Petaling, 57000 Kuala Lumpur, Malaysia.
　　　　　　Tel: (603) 90563833 Fax: (603) 90576622 Email: services@cite.my

封 面 設 計／李東記
排　　　版／極翔企業有限公司
印　　　刷／韋懋實業有限公司
總 經 銷／聯合發行股份有限公司　地址：新北市231新店區寶橋路235巷6弄6號2樓
　　　　　　電話：(02)2917-8022　　傳真：(02)2911-0053

■2019年 5 月30 日初版
■2024年 4 月18 日初版4.9刷
定價480元

Printed in Taiwan

城邦讀書花園
www.cite.com.tw

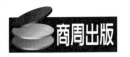
- -

請沿虛線對摺，謝謝！

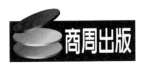

書號：BH6054　　書名：吃的科學　　　　　　編碼：

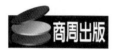 商周出版

讀者回函卡

感謝您購買我們出版的書籍！請費心填寫此回函卡，我們將不定期寄上城邦集團最新的出版訊息。

不定期好禮相贈！
立即加入：商周出版
Facebook 粉絲團

姓名：＿＿＿＿＿＿＿＿＿＿＿＿＿＿＿＿＿ 性別：□男 □女

生日：西元＿＿＿＿＿＿年＿＿＿＿＿＿月＿＿＿＿＿＿日

地址：＿＿＿＿＿＿＿＿＿＿＿＿＿＿＿＿＿＿＿＿＿＿＿

聯絡電話：＿＿＿＿＿＿＿＿＿＿ 傳真：＿＿＿＿＿＿＿＿

E-mail：

學歷：□ 1. 小學 □ 2. 國中 □ 3. 高中 □ 4. 大學 □ 5. 研究所以上

職業：□ 1. 學生 □ 2. 軍公教 □ 3. 服務 □ 4. 金融 □ 5. 製造 □ 6. 資訊

□ 7. 傳播 □ 8. 自由業 □ 9. 農漁牧 □ 10. 家管 □ 11. 退休

□ 12. 其他＿＿＿＿＿＿＿＿＿＿＿＿＿＿＿＿＿＿＿＿

您從何種方式得知本書消息？

□ 1. 書店 □ 2. 網路 □ 3. 報紙 □ 4. 雜誌 □ 5. 廣播 □ 6. 電視

□ 7. 親友推薦 □ 8. 其他＿＿＿＿＿＿＿＿＿＿＿＿＿＿

您通常以何種方式購書？

□ 1. 書店 □ 2. 網路 □ 3. 傳真訂購 □ 4. 郵局劃撥 □ 5. 其他＿＿＿

您喜歡閱讀那些類別的書籍？

□ 1. 財經商業 □ 2. 自然科學 □ 3. 歷史 □ 4. 法律 □ 5. 文學

□ 6. 休閒旅遊 □ 7. 小說 □ 8. 人物傳記 □ 9. 生活、勵志 □ 10. 其他

對我們的建議：＿＿＿＿＿＿＿＿＿＿＿＿＿＿＿＿＿＿＿＿＿＿

＿＿＿＿＿＿＿＿＿＿＿＿＿＿＿＿＿＿＿＿＿＿＿＿＿＿＿＿

＿＿＿＿＿＿＿＿＿＿＿＿＿＿＿＿＿＿＿＿＿＿＿＿＿＿＿＿

【為提供訂購、行銷、客戶管理或其他合於營業登記項目或章程所定業務之目的，城邦出版人集團（即英屬蓋曼群島商家庭傳媒（股）公司城邦分公司、城邦文化事業（股）公司），於本集團之營運期間及地區內，將以電郵、傳真、電話、簡訊、郵寄或其他公告方式利用您提供之資料（資料類別：C001、C002、C003、C011等）。利用對象除本集團外，亦可能包括相關服務的協力機構。如您有依個資法第三條或其他需服務之處，得致電本公司客服中心電話 02-25007718 請求協助。相關資料如為非必要項目，不提供亦不影響您的權益。】
1.C001 辨識個人者：如消費者之姓名、地址、電話、電子郵件等資訊。　　2.C002 辨識財務者：如信用卡或轉帳帳戶資訊。
3.C003 政府資料中之辨識者：如身分證字號或護照號碼（外國人）。　　4.C011 個人描述：如性別、國籍、出生年月日。